Dementia knowledge Q&A
for the physical therapist

理学療法士のための
知っておきたい！認知症知識 Q&A

監修：島田裕之 *Hiroyuki Shimada*
編集：牧迫飛雄馬 *Hyuma Makizako*

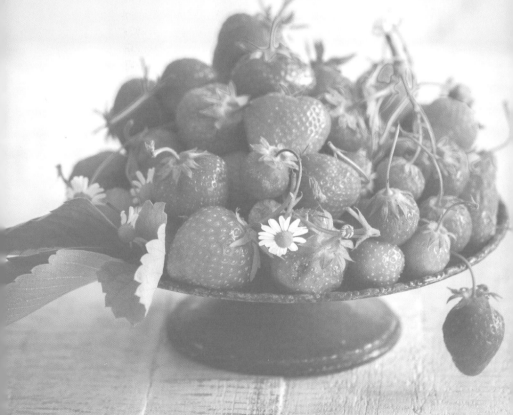

医歯薬出版株式会社

This book was originally published in Japanese
under the title of :

RIGAKURYOUHOUSHI NO TAMENO
SHITTEOKITAI! NINCHISHOU CHISHIKI Q&A

(Dementia knowledge Q&A for the physical therapist)

Editors :

SHIMADA Hiroyuki
  Director,
  Department of Preventive Gerontology, Center for Gerontology and Social Science,
  National Center for Geriatrics and Gerontology

MAKIZAKO Hyuma
  Professor,
  Department of Physical Therapy, School of Health Sciences, Faculty of Medicine,
  Kagoshima University

© 2018   1st ed.

ISHIYAKU PUBLISHERS, INC.
  7-10, Honkomagome 1 chome, Bunkyo-ku,
  Tokyo 113-8612, Japan

序

認知症は予防できるのか……
認知症は治すことができるのか……

　現状においては，"Yes" もしくは "No" と明言することは極めて困難であるかもしれません．しかし，認知症を予防できる可能性，認知症の症状を改善できる可能性，または根本的な治療に結びつくような創薬の可能性など，基礎的および臨床的な研究成果の蓄積によって，"Yes" と明言できる日が近づいているものと信じています．
　そして，理学療法士を取り巻く環境においても，認知症との関わり方は大きく変化してきています．以前は，重度な認知症を有する方や，認知症によって指示の理解が難しい方は，積極的な理学療法の対象とはならないことが多かったかもしれません．いまや，認知症もしくはそのリスクの高い軽度認知障害が疑われる高齢者は国内で 900 万人近くに達すると推計され，高齢者の約 4 人に 1 人は認知機能に何かしらの問題を抱えているものと考えられています．理学療法の臨床現場においても高齢者に接する機会が多いため，このような状況を黙って見過ごすわけにはいきません．
　目の前で困っている患者さんやその家族の支援および介入方法に悩みを抱えているコメディカルスタッフにおいて，日々の臨床で直面する疑問に対する解決策の糸口がみつかることは，患者さんやご家族のみならず，コメディカルスタッフ自身の将来の臨床・研究活動において大きな益につながるものと思っています．
　認知症は，その背景にある疾患の特性上，ただちに著しい改善を経験することはそれほど多くないかもしれません．また，予防の効果が得られたかどうかを直接的に実感することも稀かもしれません．しかしながら，常に疑問を感じながら，解決するための糸口を必死に見つけ出そうとする探求心こそが，新たな道を切り開いていくものと信じています．
　認知症については，未だとして明らかとなっていないことが多く，本書に含まれる内容についても数年後には更新しなくてはいけない情報が少なくはないでしょう．そのため，これからも発展し続けなくていけない課題であると認識しています．本書では，今現在で，臨床や研究の現場で必要と考えられる 89 の項目について，最新のトレンドも加えつつ，Q&A 形式で簡潔にまとめました．

　何か現状を変えられるかもしれない，何か糸口になるかもしれない……

　本書の一部が，そういったきっかけになることができれば，と願っています．

2018 年 5 月
牧迫　飛雄馬

理学療法士のための 知っておきたい！認知症知識 Q&A

I. 認知症の病態・メカニズム

1. 認知症の有病率はどのくらいですか ［牧迫飛雄馬］ ……… 2
2. 認知症にはどのようなタイプがありますか ［杉本大貴, 櫻井 孝］ ……… 4
3. アルツハイマー型認知症について教えてください ［杉本大貴, 櫻井 孝］ ……… 6
4. レビー小体型認知症について教えてください ［大窪隆一］ ……… 8
5. 脳血管性認知症について教えてください ［樋口逸郎］ ……… 10
6. 前頭側頭葉型認知症について教えてください ［大窪隆一］ ……… 12
7. 若年性認知症について教えてください ［池田 望］ ……… 14
8. 正常圧水頭症について教えてください ［文堂昌彦］ ……… 16
9. 認知症の予後について教えてください ［杉本大貴, 櫻井 孝］ ……… 18
10. アミロイドカスケード仮説について教えてください ［里 直行］ ……… 20
11. タウ蛋白とは何ですか, またアルツハイマー病への影響を教えてください ［里 直行］ ……… 22
12. 脳萎縮の進行にはどのような特徴がありますか ［堤本広大］ ……… 24
13. 大脳白質病変とはどのような状態ですか, また認知症とどのような関連がありますか ［杉本大貴, 櫻井 孝］ ……… 26
14. BDNFとは何ですか, BDNFを活性化させるにはどのような方法がありますか ［土井剛彦］ ……… 28
15. DMN（default mode network）とは何ですか ［原田健次］ ……… 30
16. 認知症にはどのような合併症がありますか ［今岡真和］ ……… 32
17. 認知症および認知機能低下の危険因子と保護因子は何ですか ［牧野圭太郎］ ……… 34
18. 糖尿病と認知症の関連, および糖尿病では認知症の危険が増大するメカニズムを教えてください ［里 直行］ ……… 36
19. 喫煙と認知症, もしくは認知機能の低下との関連を教えてください ［堀田 亮］ ……… 38
20. 認知症とうつの関連を教えてください ［上村一貴］ ……… 40

21. 睡眠障害と認知症との関連を教えてください [中窪 翔] ……… 42
22. 飲酒と認知症, もしくは認知機能の低下との関連を教えてください [堀田 亮] … 44
23. MCR（motric cognitive risk syndrome）について教えてください
    [土井剛彦] ……………………………………………………………… 46

II. 認知症の評価・治療

24. どのようなときに認知症が疑われますか [橋立博幸] ……… 50
25. 加齢による物忘れと認知症による記憶障害の違いを教えてください [橋立博幸] … 52
26. 認知症の診断基準について教えてください [杉本大貴, 櫻井 孝] ……… 54
27. 認知症の診断に有用な画像検査の種類と特徴的な所見について教えてください
    [文堂昌彦] ……………………………………………………………… 56
28. PET 検査について教えてください [加藤隆司, 木澤 剛, 伊藤健吾] ……… 58
29. アミロイドイメージングについて教えてください [加藤隆司, 木澤 剛, 伊藤健吾] ……… 60
30. HDS-R について教えてください [橋立博幸] ……… 62
31. MMSE について教えてください [橋立博幸] ……… 64
32. 記憶の検査方法について教えてください [西田裕紀子] ……… 66
33. 注意機能や実行機能の評価方法について教えてください [西田裕紀子] ……… 68
34. 認知症治療薬の歴史と今後の見通しについて教えてください [篠原 充] ……… 70
35. 認知症治療薬の種類と効用・副作用について教えてください [佐治直樹] ……… 72
36. BPSD に対する薬物療法について教えてください [佐治直樹] ……… 74

III. 認知症のリハビリテーション・ケア

37. 認知症の重症度を判断するポイントを教えてください [植田郁恵] ……… 78
38. BPSD の概要とその対応について教えてください [内田達二] ……… 80
39. 日常での行動から認知機能の重症度を把握するポイントを教えてください
    [森田秋子] ……………………………………………………………… 82
40. 認知症高齢者の徘徊と対策について教えてください [鈴木隆雄] ……… 84

41. 認知症とせん妄の違いを教えてください［神谷正樹］ ……… 86

42. 典型的な認知症の症状と高次脳機能障害との違いを教えてください［伊藤　梓］… 88

43. 認知症者へのリハビリテーションとしてのアプローチの
基本的なポイントを教えてください［平瀬達哉］ ……… 90

44. 認知症者のADL評価について教えてください［田平隆行］ ……… 92

45. 認知症に対する運動療法の効果を教えてください［今岡真和］ ……… 94

46. 軽度の認知症者に対する運動療法以外のアプローチ方法を教えてください
［池田　望］ ……… 96

47. 認知症者の嚥下機能について教えてください，またどのような評価がありますか
［金井　香］ ……… 98

48. 回復期リハビリテーション病棟での認知症者に対する
アプローチのポイントを教えてください［三浦　創］ ……… 100

49. 認知症者の意欲の評価と意欲を引き出すポイントを教えてください［若月勇輝］… 102

50. 認知症者への集団でのアプローチのポイントを教えてください［平瀬達哉］… 104

51. 回想法の具体的な方法や効果について教えてください［田平隆行］ ……… 106

52. 介護が必要な認知症患者の割合はどのくらいですか［牧野圭太郎］ ……… 108

53. パーソン・センタード・ケアについて教えてください［村田康子］ ……… 110

54. 受診を拒否する認知症が疑われる高齢者に対する
接し方のポイントを教えてください［榎本さつき］ ……… 112

55. 軽度の認知症者との基本的な接し方を教えてください［榎本さつき］ ……… 114

56. 中等度～重度の認知症者とのコミュニケーションをとるポイントを教えてください
［榎本さつき］ ……… 116

57. 中等度～重度の認知症者のADL介助のポイントを教えてください［若月勇輝］… 118

58. 認知症と転倒の関連について教えてください［上村一貴］ ……… 120

59. 認知症者の転倒の危険を把握するための評価方法を教えてください
［上村一貴］ ……… 122

IV. 認知症の予防

60. 軽度認知障害（MCI）の定義を教えてください ［牧迫飛雄馬］ ……… 126
61. MCIにはどのようなタイプがありますか，
またそれぞれどのような特徴がありますか ［今岡真和］ ……… 128
62. 認知症の危険を発見するためのポイントを教えてください ［中窪　翔］ ……… 130
63. 認知的フレイルの定義について教えてください ［堤本広大］ ……… 132
64. 日常生活で認知機能低下を予防するためにどのような方法がありますか
　　［牧野圭太郎］ ……… 134
65. 運動による認知症予防の効果のメカニズムについて教えてください ［島田裕之］ ……… 136
66. 高齢期において脳の神経細胞は新生されますか，
またどのような部位で神経新生が可能ですか ［原田健次］ ……… 138
67. 認知機能の向上に効果的な運動の種目や強度，頻度について教えてください
　　［堤本広大］ ……… 140
68. 運動の習慣化や継続を促すためのコツを教えてください ［牧野圭太郎］ ……… 142
69. デュアルタスクとは何ですか，認知症の予防にはどのような効果がありますか
　　［中窪　翔］ ……… 144
70. デュアルタスクによる具体的なトレーニング方法を教えてください ［中窪　翔］ ……… 146
71. コグニサイズとはどのような運動ですか，またどのような効果が期待されますか
　　［土井剛彦］ ……… 148
72. 食生活と認知症は関連しますか ［大塚　礼］ ……… 150
73. 認知症の予防に効果が期待できる社会的活動について教えてください
　　［李　相侖］ ……… 152
74. 認知症の予防に効果が期待できる知的活動について教えてください ［李　相侖］ ……… 154
75. 認知症の予防に効果が期待できる食事について教えてください ［大塚　礼］ ……… 156

Ⅴ. 認知症および認知症予防の地域支援

76. 認知症ではどのような社会経済的な負担がありますか　[堤本広大] ………… 160

77. 地域にはどのような支援体制，支援サービスがあるか教えてください
　　　[赤沼智美] ………… 162

78. 地域支援事業及び地域リハビリテーション活動支援事業の概要を教えてください
　　　[赤沼智美] ………… 164

79. 本人や家族が認知症を把握した時，どのように支援につながりますか
　　　[赤沼智美] ………… 166

80. 認知症を予防するために，地域ではどのような取り組みが行われていますか
　　　[水本　淳] ………… 168

81. 介護者の支援のために地域で具体的にできることについて教えてください
　　　[水本　淳] ………… 170

82. 通所施設でできる認知症者に対する支援の方法を教えてください　[平瀬達哉] …… 172

83. 一人暮らしの認知症患者の治療方針について教えてください　[宇仁　淳] ………… 174

84. 在宅での認知症者の適切な服薬管理のための方法を教えてください
　　　[宇仁　淳] ………… 176

85. 認知症に有用な福祉用具について教えてください　[加辺憲人，板橋健太] ………… 178

86. 認知症者に対する在宅でのリハビリテーションのポイントについて教えてください
　　　[加辺憲人] ………… 180

87. 家族介護者への支援のポイントを教えてください　[清野和代] ………… 182

88. 認知症または認知機能の低下がある高齢者の
　　　運転免許制度について教えてください　[堀田　亮] ………… 184

89. 安全運転のための対策を教えてください．また，運転免許を返納した場合の
　　　代替手段について教えてください　[堀田　亮] ………… 186

索引 ………… 189

執筆者一覧

●監修

島田裕之

●編集

牧迫飛雄馬

●執筆（五十音順）

赤沼 智美	美唄市保健福祉部
池田 望	札幌医科大学保健医療学部
李 相侖	国立長寿医療研究センター老年学・社会科学研究センター
板橋 健太	船橋市立リハビリテーション病院
伊藤 梓	鵜飼リハビリテーション病院リハビリテーション部
伊藤 健吾	国立長寿医療研究センター放射線診療部
今岡 真和	大阪河﨑リハビリテーション大学リハビリテーション学部
植田 郁恵	国立長寿医療研究センターリハビリテーション科部
上村 一貴	富山県立大学工学部教養教育
内田 達二	東京医療学院大学保健医療学部
宇仁 淳	平成ゆうわクリニック
榎本 さつき	鹿児島共済会南風病院
大窪 隆一	藤元総合病院神経内科
大塚 礼	国立長寿医療研究センター老年学・社会科学研究センター
加藤 隆司	国立長寿医療研究センター放射線診療部
金井 香	伊勢崎福島病院リハビリテーション科
加辺 憲人	船橋市立リハビリテーション病院
神谷 正樹	国立長寿医療研究センターリハビリテーション科部
木澤 剛	国立長寿医療研究センター放射線診療部
櫻井 孝	国立長寿医療研究センターもの忘れセンター
佐治 直樹	国立長寿医療研究センターもの忘れセンター
里 直行	国立長寿医療研究センター認知症先進医療開発センター
篠原 充	国立長寿医療研究センター認知症先進医療開発センター
島田 裕之	国立長寿医療研究センター老年学・社会科学研究センター
杉本 大貴	国立長寿医療研究センターもの忘れセンター
鈴木 隆雄	桜美林大学老年学総合研究所
清野 和代	国立長寿医療研究センターリハビリテーション科部
田平 隆行	鹿児島大学医学部保健学科
堤本 広大	国立長寿医療研究センター老年学・社会科学研究センター
土井 剛彦	国立長寿医療研究センター老年学・社会科学研究センター
中窪 翔	国立長寿医療研究センター老年学・社会科学研究センター
西田 裕紀子	国立長寿医療研究センター老年学・社会科学研究センター
橋立 博幸	杏林大学保健学部
原田 健次	中京大学大学院体育学研究科
樋口 逸郎	鹿児島大学医学部保健学科
平瀬 達哉	長崎大学大学院医歯薬学総合研究科
文堂 昌彦	国立長寿医療研究センター脳神経外科

堀田　亮	近畿大学九州短期大学保育科		水本　淳	北海道檜山振興局保健環境部
牧迫飛雄馬	鹿児島大学医学部保健学科		村田　康子	NPO法人パーソン・センタード・ケアを考える会
牧野圭太郎	国立長寿医療研究センター老年学・社会科学研究センター		森田　秋子	鵜飼リハビリテーション病院リハビリテーション部
三浦　創	船橋市立リハビリテーション病院教育研修部		若月　勇輝	和光会川島病院リハビリテーション部

I．認知症の病態・メカニズム

認知症の有病率はどのくらいですか

世界での認知症患者は約4,680万人と推計されており,年間で約990万人の新規患者が発生

　世界アルツハイマーレポート2015[1]によると,2015年での世界中における認知症患者数は約4,680万人と推計されており,年間で約990万人の認知症患者が新規に増えているとされています.およそ3.2秒に1人のペースで認知症患者が増えている計算になります.これから20年後には,認知症患者数が現在の約2倍になると推測されており,2030年には7,470万人,2050年には1億3,150万人の認知症患者数が見込まれています.
　60歳以上の人口に占める認知症患者数の割合は,世界各地で概ね4～6%程度と推計されており,全世界での推計有病率は5.2%とされています【表】.

日本での認知症高齢者数は462万人と推計されており,65歳以上の高齢者の7人に1人の割合

　平成28年度版高齢社会白書(内閣府)における現在の認知症高齢者数と有病率の将来推計によると,2012年の認知症高齢者数は462万人であり,65歳以上の高齢者の7人に1人が該当することになります.認知症高齢者数は,2025年では約700万人に達し,65歳以上の高齢者の5人に1人になると見込まれています【図A】.年代別の有病率をみると,80歳代になると有病率は20%を超えており,年代が上昇するに伴って有病率も増大しています【図B】.認知症の疾患別内訳では,アルツハイマー型が67.6%と最多であり,脳血管障害が原因の型が19.5%,幻視などを伴うレビー小体型や認知症を伴うパーキンソン病の該当が4.3%との報告がなされています[2].

I 認知症の病態・メカニズム

表　世界各地の認知症患者数と将来推計　(World Alzheimer Report, 2015[1]より作表)

地域	60歳以上の人口(百万人)(2015年現在)	認知症の推計有病(%)(2015年現在)	認知症者数(百万人)		
			2015年	2030年	2050年
アジア	485.83	4.7	22.85	38.53	67.18
ヨーロッパ	176.61	5.9	10.46	13.42	18.66
アメリカ	147.51	6.4	9.44	15.75	29.86
アフリカ	87.19	4.6	4.03	6.99	15.76
全世界	897.14	5.2	46.78	74.69	131.45

| 図　日本における認知症有病率 （朝田　隆，2013[2)]の公表データから作成）

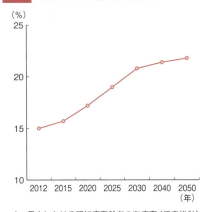
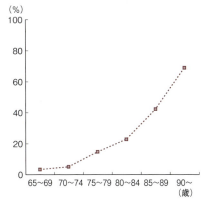

A．日本における認知症高齢者の有病率（将来推計）
各年齢層の認知症有病率が2012年以降一定と仮定した場合の将来推計

B．日本における年代別の認知症有病率
全国7ヵ所（宮城県栗原市，茨城県利根町，愛知県大府市，島根県海士町，大分県杵築市，佐賀県伊万里市，新潟県上越市）における大規模調査結果を統合して算出

認知症患者数は増加しているが，認知症有病率は10年前に比べて減少している可能性があります

　2017年のミシガン大学での報告では，2000年に調査をした65歳以上10,546名における認知症有病率は11.6％（95％信頼区間10.7—12.7）でしたが，2012年に調査した65歳以上10,511名における認知症有病率は8.6％（95％信頼区間8.2—9.4）であり，統計的にも有意に有病率が減少していました[3)]．その要因には，2000年に調査をした際の参加者に比べて，2012年の調査に参加した対象者では教育水準が有意に高いことが挙げられていますが，その他の社会的，行動的，医学的な要因の寄与については，まだ明らかとなっていません．

参考文献
1) Alzheimer's disease international: World Alzheimer Report 2015（http://www.worldalzreport 2015.org）（2018年3月13日確認）
2) 朝田　隆・他：厚生労働科学研究費補助金認知症対策総合研究事業　都市部における認知症有病率と認知症の生活機能障害への対応．平成23年度～平成24年度総合研究報告書，2013.
3) Langa KM, et al.: A Comparison of the Prevalence of Dementia in the United States in 2000 and 2012. *JAMA Intern Med*, **177**(1): 51-58, 2017.

牧迫飛雄馬　鹿児島大学医学部保健学科

A

全世界での60歳以上の認知症有病率は5.2％と推計されています．また，日本では65歳以上の7人に1人（約15％）程度に相当する有病率とされています．

認知症にはどのようなタイプがありますか

認知症や認知症様症状をきたす疾患や病態は数多くあり，原因によって治療方法も異なります．また，中には治療可能な認知症もあり，原因疾患を特定することは適切な治療や処置のためにも重要です．

認知症をきたす疾患・病態

認知症をきたす疾患・病態には，アルツハイマー型認知症などの神経変性疾患だけではなく，脳血管障害，脳腫瘍や感染症など様々な疾患が含まれます【表】．認知症をきたす原因疾患で最も多いのは，アルツハイマー型認知症で半数以上を占めており，次いで血管性認知症，レビー小体型認知症の順であるとされています．

また，これらの認知症をきたす原因の中には"治る認知症"，つまり治療により改善する病気があり，これらを見逃さないことが大切です．慢性硬膜下血腫，正常圧水頭症などの外科的疾患，甲状腺機能低下症やビタミン B_{12} 欠乏などの内科的疾患が代表的であり，早期の鑑別と適切な治療が必要です．

表　認知症をきたす主な原因疾患（鳥羽研二・他，2015[1] 一部改変）

原因	疾患名
中枢神経変性疾患	アルツハイマー型認知症 レビー小体型認知症 前頭側頭型認知症 大脳皮質基底核変性症 進行性核上性麻痺………等
血管性認知症（VaD）	多発梗塞性認知症 戦略的な部位の単一病変によるVaD 小血管病変性認知症
感染症	脳炎，神経梅毒，エイズ脳症，プリオン病
腫瘍	原発性脳腫瘍，転移性脳腫瘍
外傷性疾患	慢性硬膜下出血，脳挫傷
髄液循環障害	正常圧水頭症
内分泌障害	甲状腺機能低下症 副甲状腺機能亢進症等
中毒，栄養障害	アルコール中毒，ビタミン B_{12} 欠乏　等

I ── 認知症の病態・メカニズム

高齢者では認知症をきたす疾患は一つとは限らないことも重要です．高齢者では脳の動脈硬化が進むため，純粋なアルツハイマー型認知症は少なく，実際には脳の血管性病変を様々な割合で含む例が多くあります．

認知症の病理診断では，アルツハイマー型認知症と臨床診断された人の約90％で，アルツハイマー病病理に加え，それ以外の神経変性疾患や血管障害が重複していたとされています【図】．また，臨床ではアルツハイマー型認知症に正常圧水頭症やビタミンB_{12}欠乏などを合併することもあります．これらの疾患は初診時に，身体所見，神経学的

図　アルツハイマー型認知症の複合病理
（Kapasi, et al, 2017[2]）より作図）

診察，画像検査，血液検査などによって鑑別されることが通常ですが，認知症の経過の中で，急に症状が悪化した時などには，他の疾患が合併した可能性を考えることも必要です．

認知症と区別すべき病態

認知症と区別すべき病態には，加齢に伴う正常な認知機能低下，せん妄，うつ病，その他の学習障害や精神遅滞が挙げられます．それぞれ認知症とは，もの忘れの訴え方や思考内容などの臨床的特徴や，発症様式，経過，持続時間などにおいて違いがあります．うつ病と認知症の関連は多様であり，認知症とは独立した大うつ病が併存する場合だけではなく，認知症の症状としてうつ症状を示す場合や，うつ状態が先行しその後認知機能障害が加わる例もあり，認知症との鑑別が困難であることもしばしばみられます．せん妄はアルコールや薬物，感染症，脱水，電解質異常，心理ストレスなど様々な原因によって引き起こされるため，せん妄が疑われる場合には，身体的診察や臨床検査等も必要です．

参考文献
1) 鳥羽研二・他（編）：認知症はじめの一歩　ご本人，ご家族のための教室テキスト．pp11-12，国立研究開発法人　国立長寿医療研究センター　もの忘れセンター，2015．
2) Kapasi A, et al.: Impact of multiple pathologies on the threshold for clinically overt dementia. *Acta Neuropathol*, **134**(2): 171-186, 2017.

杉本大貴，櫻井　孝　国立長寿医療研究センターもの忘れセンター

A 認知症をきたす疾患・病態には，アルツハイマー型認知症などの神経変性疾患だけでなく，様々な疾患が含まれます．その中には治療可能な認知症もあり，早期の鑑別と適切な治療が求められます．

アルツハイマー型認知症について教えてください

アルツハイマー型認知症の診断基準

アルツハイマー型認知症の診断基準には DSM-5（米国精神医学会診断統計便覧第5版）の診断基準[1] や米国国立老化研究所（National institute on Aging：NIA）とアルツハイマー協会（Alzheimer's Association：AA）ワーキンググループによる診断基準[2] などがあります．NIA-AA による診断基準では，アルツハイマー病は病理学的なプロセスと考え，病期と臨床症状により，①アルツハイマー病による認知症，②アルツハイマー病を背景にした軽度認知障害，③無症候期アルツハイマー病の3つのステージに分け，全体を一つのスペクトラムとして統一的にとらえることが提唱されています．いずれの診断基準においても，それぞれの認知症の診断基準を満たしたうえで，緩徐進行性の認知機能障害と他の疾患の除外について言及されており，経過の重視と厳密な鑑別が求められています．

アルツハイマー型認知症の病理と発症機序

アルツハイマー型認知症は，病理学的に老人斑（アミロイドβ蛋白の沈着）と神経原線維変化（神経細胞における異常リン酸化タウの凝集蓄積）の2つの変化を特徴としています．アミロイドβは神経細胞やシナプスを障害することが明らかにされており，また，神経細胞内のタウ蛋白をリン酸化して神経原線維変化の形成及び神経細胞障害に関与する可能性が示されています（アミロイドカスケード仮説）．さらに，アミロイドβは健常者や軽度認知障害の患者の脳にも認められ，アルツハイマー型認知症を発症する10〜20年前にアミロイドβの蓄積が始まっていることが明らかになってきています【図】．この仮説に基づいて，軽度認知障害や前臨床期など認知症が顕在化する以前の段階をターゲットとしたワクチン療法等のアルツハイマー型認知症の根本的治療を目標とした研究が世界中で進められています．

アルツハイマー型認知症の臨床症状

アルツハイマー型認知症の主要症状は，海馬・側頭葉内側面の障害による記憶・学習障害であり，見当識障害や遂行機能障害，視空間認知の障害，言語障害などの認知障害が徐々に進行します．エピソード記憶が欠落することが多く，初期には同じことを何度も話したり，置き忘れやしまい忘れ，約束を忘れたりするなどがみられます．

日常生活機能に関しては，買い物や食事の準備といった家事や，服薬管理など手段的日常生活動作の障害が初期から生じます．進行すると失行も目立つようになり整容や着衣，入浴などの基本的な日常生活動作も障害され，最終的には，歩行能力や座位保持などの運動能力

図　アルツハイマー病の進行過程

(Jack et al, 2010[3] を改変)

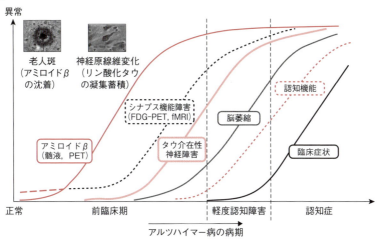

も低下し，寝たきり状態となります．

　認知障害や生活機能障害に加えて，ほとんどのアルツハイマー型認知症に無関心（アパシー）やうつ，攻撃性，不安などの行動・心理症状が出現します．また，進行とともに行動・心理症状の種類も頻度も増加し，家族・介護者の負担となります．行動・心理症状は脳血管障害や感染症，脱水，便秘などの身体疾患や薬剤の副作用，周囲の環境などによっても悪化することがあり，適切な治療とケアが必要です．

参考文献

1) American Psychiatric Association: Diagnostic and statistical manual of mental disorders 5th edition. American Psychiatric Association, 2013.
2) McKhann GM, et al.: The diagnosis of dementia due to Alzheimer's disease: recommendations from the National Institute on Aging-Alzheimer's Association workgroups on diagnostic guidelines for Alzheimer's disease. *Alzheimers Dement*, **7**(3) : 263-269, 2011.
3) Jack CR, et al.: Hypothetical model of dynamic biomarkers of the Alzheimer's pathological cascade. *Lancet Neurol*, **9**(1) : 119-128, 2010.

杉本大貴，櫻井　孝　国立長寿医療研究センターもの忘れセンター

A　アルツハイマー型認知症は，病理学的にアミロイドβと神経原線維変化の2つの変化を特徴とする認知症であり，記憶と学習の障害を中心として見当識障害や遂行機能障害などの認知障害が徐々に進行します．また，ほとんどのアルツハイマー型認知症にアパシーやうつなどの行動・心理症状が出現します．

レビー小体型認知症について教えてください

「レビー小体型認知症（Dementia with Lewy Bodies：DLB）」は，1984 年小阪らにより提唱された「びまん性レビー小体病（diffuse Lewy Body Disease：DLBD）」[1)]をもとに，1996 年に国際的に承認された認知症のタイプです[2)]．日本では，アルツハイマー病，血管性認知症と並んで三大認知症とされています．「レビー小体」とは，パーキンソン病において脳幹の黒質の神経細胞内に蓄積するα-シヌクレインを主成分とする異常蛋白質のことを指します．「レビー小体」の蓄積により神経細胞脱落をきたしますが，DLB ではこの病理学的変化が，脳幹にとどまらず大脳皮質まで及ぶことが特徴とされています．

DLB は，老年期に発症し，進行性の認知機能障害を示します．この認知機能障害は，単に記憶だけの障害ではなく，注意障害や視覚認知機能障害，遂行機能障害を含み，社会生活に支障をきたしていることを必須とし，中心的特徴とされます．①この認知機能障害が日によって，あるいは 1 日の中でも変動する，②人の姿，顔や小動物などの幻視，③動作緩慢，筋固縮などのパーキンソニズム，④睡眠中に大声をあげる，手足をばたつかせるなどのレム睡眠時行動障害，以上の 4 つが中核的特徴とされます．初期では，記憶障害は顕著でなく，うつ状態が先行することもあります．また視覚認知障害として，錯視，視覚誤認や変形視，重複記憶錯誤（妻や夫が 2 人いると信じ込む），実態性意識性（隣に人がいる），カプグラ症候群（妻や夫の中身が入れ替わっていると信じ込む）などがあり，これに基づいて被害妄想，嫉妬妄想などが起こることが少なくありません．その他に起立性低血圧や便秘，頻尿，発汗過多などの自律神経症状や嗅覚低下，アパシー（やる気のなさ）もよく認められます．抗精神病薬を使用した際に，過眠や傾眠，あるいはパーキンソニズムの悪化など過剰な副作用などが起こることもあります（抗精神病薬への過敏性）．

DLB では早期から BPSD（認知症の周辺症状）を起こしやすく，対応を誤ると予後に大きく影響します．早期に診断し，適切に介入することが重要ですが，アルツハイマー病やうつ病，老年期妄想症などと誤診されていることも少なくありません．またパーキンソン病と診断され，認知機能障害や BPSD への対応が遅くなることもあります[3)]．

DLB の臨床診断基準は，1996 年から国際ワークショップでの検討が繰り返され，2017 年には改訂版が出されています．①大脳基底核でのドパミントランスポーターの取り込み低下【図1】，② MIBG 心筋シンチグラフィーでの集積低下【図2】，③睡眠ポリグラフ検査で筋活動低下を伴わないレム睡眠の確認，これら 3 つが指標的バイオマーカーとされます．また頭部 CT/MRI で，側頭葉内側の萎縮が比較的少ない，脳血流 SPECT/PET にて後頭葉での取り込み低下などの支持的バイオマーカーも参考となります．診断は，中核的特徴から 2 項目以上か，1 項目＋指標的バイオマーカーから 1 項目の組み合わせ，により Probable DLB（ほぼ確実）とされ，中核的特徴の 1 項目＋標的バイオマーカーから 1 項目の組み合わせでは，Possible DLB（疑い）となります[4)]．

| 図1 | イオフルパン SPECT（DAT-SCAN） 73歳 女性 |

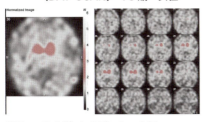

SBR Bolt：R=1.93, L=2.56, Ave=2.24
右側優位にドパミントランスポーターの分布密度低下を認める．

| 図2 | 集積低下を示す¹²³ I-MIBG 心筋シンチ 73歳 女性 |

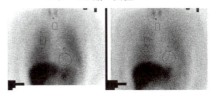

心縦隔比（H/M比）：早期像 1.54（正常値 2.2〜4.0）
後期像 1.25（正常値 2.2〜4.4）
洗い出し率 71.7%（正常値 0〜34%）
早期像，後期像の両方で集積低下と洗い出し率亢進を認める．

　DLBの治療には，本邦では認知機能障害に対しては，コリンエステラーゼ阻害剤として塩酸ドネペジルが認可されています．BPSDへの効果も期待されますが，副作用の少ない抑肝散も使用されます．パーキンソニズムによる運動症状には，レボドパが主体となります．介護サービスの導入や環境調整などの介入も必要とされ，歩行障害や嚥下障害などにはリハビリテーションが重要です．

参考文献

1) Kosaka K, et al.: Diffuse type of Lewy body disease: progressive dementia with abundant cortical Lewy bodies and senile changes of varying degree--a new disease? *Clin Neuropathol*, **3**(5)：185-192, 1984.
2) McKeith IG, et al.: Consensus guidelines for the clinical and pathologic diagnosis of dementia with Lewy bodies（DLB）: report of the consortium on DLB international workshop. *Neurology*, **47**(5)：1113-1124, 1996.
3) 小阪憲司・他（編）：レビー小体型認知症の診断と治療．harunosora, 2014.
4) McKeith IG, et al.: Diagnosis and management of dementia with Lewy bodies: Fourth consensus report of the DLB Consortium. *Neurology*, **89**：88-100, 2017.

大窪隆一　藤元総合病院神経内科

A
レビー小体型認知症は，運動障害としてのパーキンソニズムと幻視やレム睡眠時行動障害を伴った特徴的な認知症状を呈します．症状は多彩で個人差が大きいことも特徴です．正確な診断と適切な治療介入が，BPSDや予後の改善に重要です．

脳血管性認知症について教えてください

脳血管性認知症は脳血管障害による認知症であり脳血管障害と認知症の間に因果関係が存在します

　認知症の約20%にみられる脳血管性認知症は，アルツハイマー型認知症に次いで多い認知症の原因疾患です．局所神経徴候が認められることが多く，アルツハイマー型認知症より記憶障害は軽度で，遂行機能障害が目立つ傾向があります．また自分の感情がコントロールできない情動失禁を合併することがあり，無感情や自己中心性を示すこともあります．認知機能障害は階段状に進行する場合と緩徐進行性の場合があります．脳血管性認知症の初期症状には，意欲低下や自発性低下，夜間不眠などがあり，アルツハイマー型認知症がもの忘れで発症するのと異なり，認知症が見落とされている場合もあります．認知機能障害は不均一，まだら状で知的能力低下があっても病識や判断力は比較的保たれています．現在広く使われているNINDS-AIREN分類では，①多発梗塞による認知症，②認知症成立に重要な領域の単発梗塞による認知症，③小血管病性認知症，④低灌流性認知症，⑤脳出血による認知症，に分類されています【表1】．この中では小血管病性認知症に分類される多発ラクナ梗塞とビンスワンガー（Binswanger）病が頻度も高く重要です．多発ラクナ梗塞性認知症では穿通枝の閉塞で生じる直径15 mm未満の小梗塞が基底核，白質，橋などに多発した状態

表1　脳血管性認知症の主要病型

病型	特徴
多発梗塞による認知症	大脳皮質・白質を含む多発性皮質枝領域梗塞 経過は急性発症または階段状悪化 高次機能障害や運動麻痺を含む神経症候
認知症成立に重要な領域の単発梗塞による認知症	高次機能に直接関与する重要部位の病変により認知症が出現 経過は急性発症または階段状悪化 重要部位としては海馬，帯状回，脳梁，基底核，側頭葉白質，前頭葉白質，角回周辺など
小血管病性認知症	多発ラクナ梗塞とビンスワンガー病（進行性皮質下血管性脳症）が重要で頻度も高く，脳血管性認知症の中核 経過は緩徐進行性または階段状悪化
低灌流性認知症	高度の血圧低下などの脳の循環不全により生じる 虚血に弱い部位は主幹動脈の境界域（分水嶺領域）と脳室周囲白質など
脳出血による認知症	中等大以上の脳出血（特に視床，前頭葉皮質下など），アミロイド血管症などによる多発性皮質下出血，くも膜下出血など

で，片麻痺や仮性球麻痺，パーキンソニズムなどの神経症候とともに認知症を示します．ビンスワンガー病は多発ラクナ梗塞とともに大脳白質にびまん性の広範な脱髄をきたし進行性の認知症を示し，多くは緩徐に進行し遂行機能障害，思考緩慢，感情失禁がみられますが，記銘力は比較的保たれます．稀に遺伝性小血管病（CADASIL, CARASIL など）もみられます．

脳血管性認知症はアルツハイマー型認知症と対極に存在すると考えられてきましたが，最近では両方に共通する危険因子が確認され類似の病態をとることも明らかになり，両方の合併する場合に混合型認知症と診断されます．Hachinski 虚血スコア[1]では4点以下はアルツハイマー型認知症，7点以上は脳血管性認知症の可能性が高いとされています【表2】．脳血管性認知症の危険因子としては高血圧が最も重要であり，糖尿病，脂質異常症，心房細動なども報告されています．また運動不足も危険因子と考えられており，運動，散歩による発症リスクの減少が報告されています[2]．脳血管性認知症の病態が脳卒中後にしばしばみられる自発性低下を主徴とするアパシーに起因する廃用性認知症とする報告もあります[3]．脳血管性認知症の治療薬としてアルツハイマー型認知症の治療薬であるコリンエステラーゼ阻害薬ドネペジルやNMDA受容体阻害薬メマンチンの有効性が指摘されていますが，本邦では現在のところ保険適用はありません．ニセルゴリンやアマンタジンは脳梗塞後遺症の意欲低下に有効性が報告されています[3]．脳血管性認知症の根本的な治療は未確立であり，脳血管障害の予防が最も重要です．

表2 Hachinski の虚血スコア

特徴	点数
急激な発症	2
階段状悪化	1
動揺性の経過	2
夜間の錯乱	1
人格が比較的保たれる	1
うつ症状	1
身体的訴え	1
情動失禁	1
高血圧の既往	1
脳卒中の既往	2
アテローム硬化合併の証拠	1
局所神経症状	2
局所神経徴候	2

合計点が7点以上なら脳血管性認知症，4点以下ならアルツハイマー型認知症の可能性が高い

参考文献
1) Hachinski VC, et al.: Cerebral blood flow in dementia. Arch Neurol, **32**(9) : 632-637, 1975.
2) Ravaglia G, et al.: Physical activity and dementia risk in the elderly: findings from a prospective Italian study. Neurology, **70**(19 Pt 2) : 1786-1794, 2008.
3) 小林祥泰：脳卒中後アパシーと血管性認知症．高次脳機能研究，**34**(1) : 1-8, 2014.

樋口逸郎　鹿児島大学医学部保健学科

A

脳血管性認知症はアルツハイマー型認知症に次いで多い認知症の原因疾患であり，診断には認知症と脳血管障害の因果関係が存在することが必要です．まだら認知症であり記憶障害よりも遂行機能障害の方が目立ち，局所神経症候を伴うことが多いとされています．

Q6 前頭側頭葉型認知症について教えてください

　前頭側頭型認知症（frontotemporal dementia；FTD）は，人格変化や行動障害，失語症，認知機能障害，運動障害などの症状が緩徐に進行性である神経変性疾患としての前頭側頭葉変性症（frontotemporal lobar degeneration；FTLD）という疾患概念に含まれます．FTLD は，分子病理学的進歩により，神経細胞内の封入体に蓄積する蛋白質の種類から，タウ蛋白，TDP（TAR DNA 結合蛋白）-43，FUS（fused in sarcoma），UPS（ユビキチン-プロテオソーム系）の 4 つに分類され[1]，さらに下位の分類に分かれます．発症には，これらの蓄積蛋白に関連する遺伝子異常の関与が示唆されていますが，不明な点も多く残ります[2]．

　前頭葉や側頭葉が障害の中心であり，最初に出現する症状により，FTLD は FTD と意味性認知症（semantic dementia；SD），進行性非流暢性失語（progressive non-fluent aphasia；PNFA）の 3 病型に分類されます．FTD には，かつてのピック病の疾患概念も含まれますが，脱抑制型（disinhibited type），無欲型（apathetic type），常同型（stereotypic type）の 3 亜型に分類されます．多くが 65 歳以下で発症するため，若年性認知症としての側面があり，国の定める難病にも指定されています．

　MRI/CT にて前頭葉や側頭葉前部に限局的萎縮が認められ【図1】，同部位を中心に PET/SPECT での代謝や血流低下が認められます【図2】．症状としては，早期から病識が失われることが特徴とされており，行動障害と言語障害・意味記憶障害として下記を認めます[3]．

　行動障害として
① 常同行動：毎日決まったコースを散歩する常同的周遊（周徊）や同じ時間に同じ行為を毎日行う．
② 脱抑制・反社会的行動：礼節や社会通念が欠如し，他の人からどう思われるかを気にしなくなり，自己本位的な行動（我が道を行く行動）や万引きや盗食などの反社会的行動を呈する．
③ 注意障害：一つの行為を持続して続けることができない．
④ 被影響性の亢進：外的刺激に対して反射的に反応し，模倣行動や強迫的言語応答（反響言語），目に入った看板の文字をいちいち読む（強迫的音読）などがみられる．
⑤ 食行動変化：過食や濃厚な味付けを好むような嗜好の変化がある．
⑥ 自発性の低下：自己や周囲に対しても無関心になる．
⑦ 共感や感情移入が困難となる．
　言語障害・意味記憶障害として

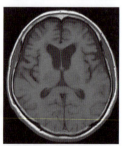

図1　頭部 MRI（T1 強調画像水平断）68 歳　女性

発症早期であるが，前頭葉を中心に萎縮が認められる．

図2 FDG-PETによる脳ブドウ糖代謝の画像　68歳　女性

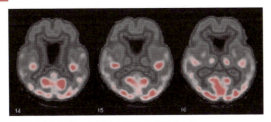

前頭葉を中心に強いブドウ糖代謝低下が認められる．

① 意味記憶障害：相貌や物品などの同定障害がみられる．
② 意味性失語：言葉の意味の理解や物の名前などの知識が選択的に失われる語義失語が出現する．語義失語では，単語レベルでは復唱も良好であるが，物の名前が言えない語想起障害や複数の物品から指示された物を指すことができない再認障害がみられる．

その他の症状として
① 筋萎縮や筋力低下を呈する運動ニューロン疾患を示すことがある．
② 進行性核上性麻痺や大脳皮質基底核変性症の臨床症状を示すことがある．

　FTDはその特徴的な臨床症状から，対応が最も困難な認知症とされています．FTD患者の介護者はアルツハイマー病の介護者よりも負担が大きいことが指摘されています．介護者に対しては，患者の状態に応じた個別の指導や支援が必要です．選択的セロトニン再取り込み阻害薬（SSRI）などの抗うつ薬が行動異常の緩和や過食に有効との報告はありますが[2]，根本的治療薬はまだありません．ケアについては，エピソード記憶や手続き記憶，視空間認知機能を利用したものが推奨されています．また常同行動や被影響性の亢進などを上手く利用するような作業療法の導入や入院して新たに常同行動のパターンを構築するなどの対応が行われています．

参考文献
1) Neary D, et al.: Frontotemporal lobar degeneration: a consensus on clinical diagnostic criteria. *Neurology*, **51**(6) : 1546-1554, 1998.
2) 難病情報センター：前頭側頭葉変性症（指定難病127）．2017．（http://www.nanbyou.or.jp/entry/4841）〔2018年3月14日確認〕
3) Cairns NJ, Ghoshal N: FUS: A new actor on the frontotemporal lobar degeneration stage. *Neurology*, **74**(5) : 354-356, 2010.

A　大窪隆一　藤元総合病院神経内科

前頭側頭型認知症は比較的若年で発症し，人格変化や行動障害，失語症などを伴った認知症状と運動障害を呈します．ときに運動ニューロン疾患などを合併し，寝たきりになるなど介護者の負担が大きいために，総合的な医療支援が必要となります．

若年性認知症について教えてください

若年性認知症とは 18 歳以上 65 歳未満で発症した認知症を意味します

　若年性認知症（early-onset dementia；EOD）とは 65 歳未満で発症する認知症のことを意味しますが，この名称は通称とされています．正式には 18 歳から 44 歳までに発症する認知症を若年期認知症（juvenile dementia），45 歳から 64 歳までに発症する認知症を初老期認知症（presenile dementia）と呼び，若年性認知症はこれらを総称した名称となります[1,2]．現在は，国の認知症施策推進総合戦略（新オレンジプラン）で「若年性認知症施策の強化」が謳われているように，行政用語として定着しています．

　若年性認知症者数は，朝田[3]によると全国で 3.78 万人と推計され，18 歳から 64 歳までの人口における 10 万人当たり若年性認知症者数は 47.6 人（男性 57.8 人，女性 36.7 人）となっています．【図 1】に示すように，30 歳以降，年齢とともに有病率の増加が顕著となります．原因疾患は，脳血管性認知症が最も多いのが特徴で，次いでアルツハイマー病，頭部外傷後遺症，前頭側頭葉変性症，アルコール性認知症，レビー小体型認知症となります【図 2】．

若年性認知症では高齢期とは異なる支援が必要

　若年性認知症は働き盛りで発症することが多く，社会的役割の喪失や経済的損失という問

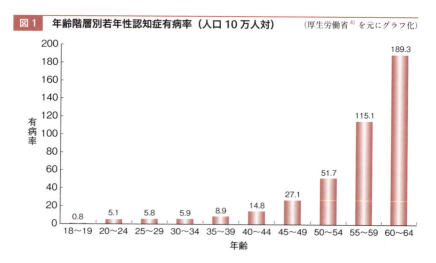

図 1　年齢階層別若年性認知症有病率（人口 10 万人対）　　（厚生労働省[4] を元にグラフ化）

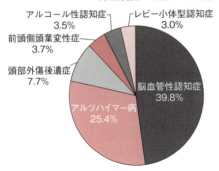

図2 若年性認知症の原因疾患内訳
（厚生労働省[4]を元にグラフ化）

- レビー小体型認知症 3.0%
- アルコール性認知症 3.5%
- 前頭側頭葉変性症 3.7%
- 頭部外傷後遺症 7.7%
- アルツハイマー病 25.4%
- 脳血管性認知症 39.8%

表 家族介護者の生活実態
（厚生労働省[4]から一部を抜粋し作表）

(1)	最初に気づかれた症状はもの忘れ（50.0%），行動の変化（28.0%），性格の変化（12.0%），言語障害（10.0%）であった．
(2)	家族介護者の約6割が抑うつ状態にあると判断された．
(3)	若年性認知症発症後7割が収入が減ったと回答した．
(4)	多くの介護者が経済的困難，若年性認知症に特化した福祉サービスや専門職の充実の必要性を記載した．

題が高齢期で発症する場合よりも顕在化しやすいようです．介護家族を対象とした調査においても，【表】に示すように家計収入の減少，経済的困難が指摘されています[3]．介護やリハビリテーションニーズも異なります．高齢期と比較して活動意欲や身体的能力が高いために，屋内で集団処遇するような高齢者と同様の方法は適用しにくいといえます．そのため，個別対応を多くするなど，若年性認知症の特性に配慮したサービスの充実が必要となります[3]．特に，介護ニーズの低い早期の若年性認知症では社会的役割を得るための支援が求められており，就労支援のあり方が検討されています[5,6]．

参考文献

1) 一ノ渡尚道：若年痴呆の実態に関する研究　研究報告書平成8年度．厚生省，1997．
2) 朝田　隆：認知症の有病率．最新医学，**71**：487-493，2016．
3) 朝田　隆：若年性認知症の実態と基盤整備に関する研究　平成20年度総括・分担研究報告書．厚生労働省，2009．
4) 厚生労働省：若年性認知症の実態等に関する調査結果の概要及び厚生労働省の若年性認知症対策について．(http://www.mhlw.go.jp/houdou/2009/03/h0319-2.html)〔2018年3月14日確認〕
5) 奥村典子・藤本直規：若年性認知症の人と高齢軽度認知症の人が就労する「仕事の場」のブランチ作りと，他の障がいをもった人や社会とのつながりをもちにくい若者などの社会復帰の場にする試み．生存科学，**26**(1)：285-295，2015．
6) 厚生労働省：これからの若年性認知症施策の概要．(http://www.mhlw.go.jp/topics/kaigo/dementia/e01.html)〔2018年3月14日確認〕

池田　望　札幌医科大学保健医療学部

A

若年性認知症は18歳以上65歳未満の認知症を意味します．原因疾患は高齢期の認知症と異なり，脳血管性認知症が最も多いです．また，介護やリハビリテーションニーズも異なるため，若年性認知症の特性に合わせた支援が必要となります．

正常圧水頭症について教えてください

水頭症の種類

　認知症専門外来を受診する患者の3～5％に，認知障害，歩行障害，排尿障害を主訴とし，形態画像で脳室やシルビウス裂の拡大が認められる症例群があります．このような症例では特発性正常圧水頭症（idiopathic normal pressure hydrocephalus；iNPH）が疑われます．水頭症とは，脳脊髄液が蓄積し脳脊髄液腔（脳室と脳表のくも膜下腔）が拡大した状態をいいます．特発性正常圧水頭症とは，高齢者において脳腫瘍や髄膜炎，くも膜下出血など明らかな先行疾患なく起こる頭蓋内圧の上昇を伴わない（20 cmH$_2$O 未満）水頭症をいいます．脳脊髄液が貯留する原因はよくわかっていません．

症状，診断

　歩行障害は，開脚・小股・すり足が特徴的とされています．排尿障害は頻尿と切迫性尿失禁（過活動膀胱症状）が主体です．認知機能は注意，精神運動速度，遂行機能など前頭葉機能の低下が特徴的といわれていますが，アルツハイマー病と同じような見当識や記憶障害なども認められます．認知症状だけでアルツハイマー病と鑑別することは困難であり，歩行障害や排尿障害が伴っている場合に iNPH が疑われます．
　形態画像では，DESH（Disproportionately Enlarged Subarachnoid space Hydrocephalus）所見が iNPH に特徴的とされています．これは，脳室やシルビウス裂に脳脊髄液が貯留し拡大することによって，脳が上内方へ押し上げられ，前頭頭頂葉高位円蓋部の脳溝や大脳半球間裂が，頭蓋骨の内側面に押し付けられるように不鮮明化するものです．DESH 所見は iNPH の大部分でみられるとされています．脳血流シンチでは，DESH でみられる脳の変形を反映して見かけ上，脳室やシルビウス裂周辺の脳血流が低下し，脳組織の密集した高位円蓋部の脳血流が増加しているようにみえるのが特徴です．
　2004 年に出版された診療ガイドライン初版では，腰椎穿刺で髄液を約 30 mL 排出し症状の改善がみられるか否かを評価する髄液排除試験（タップテスト）がスタンダードでした．ところが，多施設共同研究 SINPHONI で，CT/MRI の DESH 所見と歩行障害があれば，タップテストの結果にかかわらず，8 割の症例で何らかのシャント効果が認められたという結果が得られたため[1]，2012 年に出版された現行のガイドラインでは，DESH 所見と臨床症状があればシャント手術の適応を検討してよいと変更されました[2]．しかし，2～3 割はシャント手術の効果が認められない症例もあり，またタップテスト陽性であれば9割以上にシャント効果が認められるため，やはりタップテストで効果が認められた症例のみにシャント手術を行っている施設もあります．このように，手術適応についてはいまだに議論が分

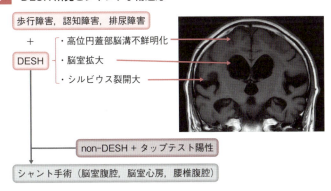

図　DESH 所見とシャント手術適応

かれます．また，脳室は拡大しているがシルビウス裂の開大や高位円蓋部脳溝の不鮮明化がないが水頭症の症状を呈している non-DESH タイプの症例ではタップテストが陽性ならシャント効果が期待できます【図】．

治療

髄液シャント手術には脳室腹腔シャントと腰椎腹腔シャント，脳室心房シャントがあります．従来はわが国でも脳室腹腔シャントが主体でしたが，患者が脳室穿刺に抵抗を感じることが多いため，近年では腰椎腹腔シャントが多く行われています．脳室心房シャントは消化管手術の後などで腹腔カテーテルが留置困難な場合にのみ採用されていました．静脈血栓や心不全などの合併症が第一選択になりにくい理由でしたが，最近ではその成績が見直され，腹部疾患がなくとも第一選択術式にしている施設もみられます．シャント手術で必ずしも症状が消失するわけではないため，術後にリハビリテーションを実施する方が望ましいと思われますが，シャント後のリハビリ効果については今後の研究が待たれます．

参考文献
1) 日本正常圧水頭症学会（監修）：特発性正常圧水頭症診療ガイドライン　第2版．メディカルビュー社，2014．
2) Hashimoto M: Study of INPH on neurological improvement (SINPHONI): Diagnosis of idiopathic normal pressure hydrocephalus is supported by MRI-based scheme: a prospective cohort study. Cerebrospinal Fluid Res, **7**: 18, 2010.

文堂昌彦　国立長寿医療研究センター脳神経外科

A　特発性正常圧水頭症では，歩行障害，認知障害，排尿障害が主症状で，形態画像では，脳室拡大，シルビウス裂の拡大，高位円蓋部脳溝の不鮮明化が特徴です．シャント手術で症状の軽減が期待でき，残存症状に対するリハビリテーションの役割が期待されます．

認知症の予後について教えてください

認知症の経過

　認知症の経過は，認知症の原因疾患や個々の状態によって一様ではありませんが，認知機能は右肩下がりに低下し，様々な生活機能の障害が生じ介護が必要となります．

　認知症の重症度を判定するための評価法には，臨床認知症評価尺度（Clinical Dementia Rating；CDR）[1] や，アルツハイマー型認知症の重症度を判定することを目的とした，Functional Assessment Staging（FAST）[2] があります．CDR や FAST による重症度のアセスメントにおいては，趣味や社会活動，家事など日常生活の具体的な状態が指標となっており，認知症の重症度は日常生活の障害によって決定されます．

　認知症の前段階と考えられている軽度認知障害や認知症初期には，記憶障害や判断能力の低下を中心とした認知機能の障害がみられます．また，記憶障害に加えて認知症初期から買い物，食事の準備，内服管理などの手段的日常生活動作（Insturmental activities of daily living；IADL）の障害がみられるようになります．さらに，中等度から高度認知症になると，排尿・排便コントロール，入浴，更衣などの基本的 ADL も障害されます．最終的には，言語機能の喪失のみならず，歩行能力の低下や座位保持能力も低下し寝たきりとなります．しかし，認知症の経過は個人差が大きく，必ずしもすべての認知症患者が同じ経過をたどるわけではありません．

　また，認知症では認知機能の障害だけでなく，運動機能障害も生じます．認知症の運動機能障害は，認知障害が重症化したことによって起こるだけではなく，認知症の前段階である軽度認知障害の段階から徐々にバランス能力や歩行能力，握力などの身体機能が低下します【図】．また，体重減少やサルコペニアといった低栄養の問題や転倒，尿失禁などの老年症候群も早期から高頻度に認められます [4,5]．

認知症の生存期間と死因

　認知症またはアルツハイマー型認知症を発症してから死亡までの生存期間は，平均 3.3 年から 11.7 年と個人差が大きいことが報告されていますが，その中でも多くは 7 年から 10 年程度と報告されています．また，認知症発症から診断まではある程度時間を要するために，認知症またはアルツハイマー型認知症と診断を受けてからの生存期間は，平均 3.2 年から 6.6 年と報告されています [6]．生存期間を重症度別に検討した報告では，CDR＝1.0 の軽度認知症においては平均 5.6 年，CDR＝2.0 の中等度認知症では平均 3.5 年，CDR＝3.0 の重度の認知症では平均 3.2 年であったことを報告しており [7]，認知症の重症度は生存期間の予測因子となります．その他にも，年齢が高いことや栄養状態や身体能力の低下など老年

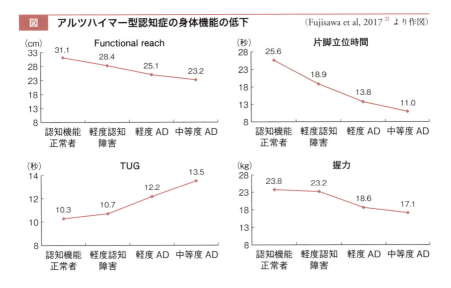

図 アルツハイマー型認知症の身体機能の低下 （Fujisawa et al, 2017[3] より作図）

　症候群の有無も認知症の生存期間と関連しています．

　認知症患者の死因としては，肺炎，虚血性心疾患が多く，悪性新生物による死亡は有意に少ないことが報告されています[7]．このことは，終末期における運動機能の低下による寝たきり状態，嚥下障害による誤嚥性肺炎や低栄養状態が背景にあると考えられています．

参考文献

1) Morris, JC: The Clinical Dementia Rating (CDR): current version and scoring rules. *Neurology*, **43**(11): 2412-2414, 1993.
2) Reisberg B, et al.: Fanctional staging of dementia of the Alzheimer's type. *Ann. N.Y. Scad. Sci*, **485**(1): 481-483, 1984.
3) Fujisawa C, et al.: Physical Function Differences Between the Stages From Normal Cognition to Moderate Alzheimer Disease. *J Am Med Dir Assoc*, **18**(4): 368, 2017.
4) Sugimoto T, et al.: Prevalence and associated factors of sarcopenia in elderly subjects with amnestic mild cognitive impairment or Alzheimer disease. *Curr Alzheimer Res*, **13**(6): 718-726, 2016.
5) Kamiya M, et al.: Factors associated with increased caregivers' burden in several cognitive stages of Alzheimer's disease. *Geriatr Gerontol Int*, **2**: 45-55, 2014.
6) Kua EH, et al.: The natural history of dementia. *Psychogeriatrics*, **14**(3): 198-201, 2014.
7) Todd S, et al.: Survival in dementia and predictors of mortality: a review. *Int J Geriatr Psychiatry*, **28**(11): 1109-1124, 2013.

杉本大貴，櫻井　孝　国立長寿医療研究センターもの忘れセンター

A　認知症は，認知機能低下に伴い様々な生活機能の障害が生じ介護が必要となります．認知症は平均余命を短縮させますが，生存期間は認知症の原因疾患やステージ，個々の状態によって一様ではありません．

Q10 アミロイドカスケード仮説について教えてください

家族性アルツハイマー病の遺伝子発見から提唱されたアミロイドカスケード仮説

　アルツハイマー病（AD）は1906年にアロイス・アルツハイマーにより，最初に症例報告された認知機能障害を主症状とする疾患であり，海馬・側頭葉を中心とした脳萎縮を認め，顕微鏡的には老人斑，神経原線維変化，神経細胞死を呈します．そして1984年に老人斑に沈着しているAβという40アミノ酸前後のペプチドが発見され[1]，そしてこのペプチドのシークエンスをもとにアミロイド前駆体蛋白（Amyloid Precursor Protein；APP）のcDNAが単離されました．さらに驚くべきことに1992年に家族性ADの家系においてAPPの遺伝子変異が見つかったこと[2]から，AβがAD発症・進展メカニズムの最上流にあるとするアミロイドカスケード仮説が提唱されるに至りました．また1995年には14番染色体および1番染色体にリンクする家族性ADの遺伝子としてプレセニリン（presenilin；PS）1[3]および2が発見され，このPSがAPPからAβを切り出す酵素であること，さらに家族性ADのPS遺伝子変異が，40アミノ酸のAβ40に比べより凝集しやすいAβ42の産生の割合Aβ42/total Aβを増加させることから，アミロイドカスケード仮説がさらに強く支持されることとなりました．また脂質の運搬を担うアポ蛋白APOEの多型ε4はADの遺伝因子であることが1990年代前半に明らかにされました．これはAPOEε4を1アレル持つとADの発症リスクが3倍に，2アレル持つと10倍になるという非常に強力な遺伝因子です．このAPOEε4を持つと健常者においてもアミロイドPETにおいてシグナルの増強が促進されていることから，老人斑（Aβ）の形成に促進的に働くことが示唆されていることもアミロイドカスケード仮説を支持します．さらに病理が出現する時間的経緯からも老人斑，神経原線維変化，神経細胞死の順にアミロイドカスケードが流れると考えられています【図1】．

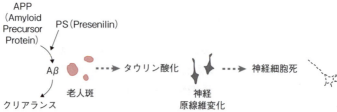

図1　アミロイドカスケード仮説

図2 老人斑・神経原線維変化・神経細胞死の出現時期と症状出現時期（井原康夫先生原図を改変）

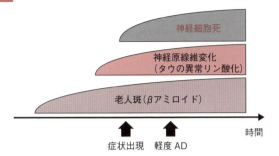

アミロイドカスケード仮説に基づいて行われているアルツハイマー病の治験

現在，このアミロイドカスケード仮説の各ステップを治療標的として疾患修飾薬（disease-modifying drug）が開発されていますが，特にAβをターゲットにした治療薬はその切断酵素やAβそのものを標的にした薬が複数，現在臨床試験中です．2016年，軽度ADを対象とした抗Aβ抗体療法の第3相臨床試験が認知機能検査において，よい傾向も認められたものの開発を継続するに値する結果は得られなかったという報告がなされました[4]．しかし，β切断酵素阻害薬（Aβはアミロイド前駆体蛋白から2回の切断を経て産生される．PSは2番目の切断酵素で，β切断酵素は1番目の切断酵素）などAβを標的とした治療薬も期待されています．最近では，Aβは症状が表に出る10年以上も前から蓄積し始めること【図2】から，無症状でもAβの蓄積を検出し，その段階から予防・治療を行おうとする先制医療の考え方が生まれてきています．

参考文献

1) Glenner GG, Wong CW: Alzheimer's disease: initial report of the purification and characterization of a novel cerebrovascular amyloid protein. *Biochem Biophys Res Commun*, **120**(3): 885-890, 1984.
2) Goate A, et al.: Segregation of a missense mutation in the amyloid precursor protein gene with familial Alzheimer's disease. *Nature*, **349**(6311): 704-706, 1991.
3) Rogaev EI, et al.: Familial Alzheimer's disease in kindreds with missense mutations in a gene on chromosome 1 related to the Alzheimer's disease type 3 gene. *Nature*, **376**(6543): 775-778, 1995.
4) Honig LS, et al.: Trial of Solanezumab for Mild Dementia Due to Alzheimer's Disease. *N Engl J Med*, **378**: 321-330, 2018.

里　直行　国立長寿医療研究センター認知症先進医療開発センター

A 家族性アルツハイマー病の遺伝子発見がアミロイドカスケード仮説につながりました．アミロイドカスケード仮説に基づいてアルツハイマー病の治験が行われています．

Q11 タウ蛋白とは何ですか，またアルツハイマー病への影響を教えてください

タウ蛋白が異常にリン酸化され，線維状構造になったものが神経原線維変化です

　タウ蛋白は神経突起の形態を保つ細胞骨格の一つである微小管に結合する蛋白で，生理的な役割は神経細胞における微小管の安定性や集合および軸索伸長やオルガネラの細胞内輸送に関与しています．病気においてタウ蛋白はアルツハイマー病の病理学的特徴の一つである神経原線維変化の主要構成成分です．神経原線維変化は神経細胞内に蓄積します．神経原線維変化の中には paired helical filament（PHF）と straight filament（SF）というらせん状の線維構造が認められます．これらは過剰にリン酸化されたタウが重合し，線維化したものです．最近，低温電子顕微鏡法〔Cryo-EM（electron microscopy），2017 年ノーベル化学賞〕を用いて，タウが重合して線維化するときの構造が明らかにされました[1]【図1】．

　またタウ蛋白は家族性の前頭側頭型認知症の原因遺伝子の一つでもあります[2]．このことはタウ蛋白の異常が神経変性や認知症を引き起こすのに十分であることを示しています．それまでアルツハイマー病の病因としてβアミロイドが一次的な原因であり，神経原線維変化は二次的なものとの考え方が主流でしたが，タウの遺伝子変異の発見により，この蛋白の病態における意義が再び注目されることとなり，現在に至っています．

　実際，タウは高齢者において頻度を増す神経原線維変化型認知症や嗜銀顆粒性認知症においてもそれぞれ神経原線維変化や嗜銀顆粒として認められます．特に神経原線維変化型認知症はアルツハイマー病と同様に海馬領域を中心に多数の神経原線維変化と神経細胞脱落を有しますが老人斑をほとんど認めず，発症年齢はアルツハイマー病に比し，さらに高齢です【図2】．

図1　タウから PHF が出来て神経原線維変化のもとになる　（Fitzpatrick et al, 2017[1] を改変）

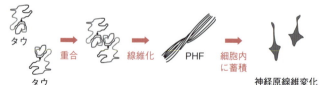

図2 アルツハイマー病と生理的もの忘れ,神経原線維変化型認知症との比較

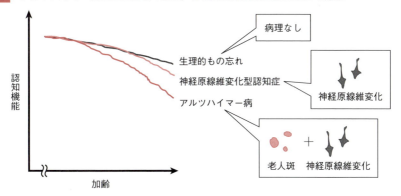

アルツハイマー病において神経原線維変化(タウ病変)は神経細胞死と相関します

逆に老人斑があっても神経原線維変化が少ないと実は認知機能は保たれます.さらにアルツハイマー病においては神経細胞死と相関するのは老人斑ではなく神経原線維変化なのです.剖検脳を用いた研究により,アルツハイマー病の初期に障害される脳の部位において残存する神経細胞の数と神経原線維変化が逆相関することが示されています[3].すなわちアルツハイマー病においては神経細胞死と神経原線維変化が相関するといえます.

参考文献
1) Fitzpatrick AWP, et al.: Cryo-EM structures of tau filaments from Alzheimer's disease. Nature, 547 (7662) : 185-190, 2017.
2) 2) Hutton M, et al.: Association of missense and 5'-splice-site mutations in tau with the inherited dementia FTDP-17. Nature, 393 (6686) : 702-705, 1998.
3) 3) Gómez-Isla, et al.: Profound loss of layer II entorhinal cortex neurons occurs in very mild Alzheimer's disease. J Neurosci, 16 (14) : 4491-500, 1996.

里　直行　国立長寿医療研究センター認知症先進医療開発センター

A タウ蛋白が異常にリン酸化され,線維状構造になったものが神経原線維変化です.アルツハイマー病において神経原線維変化(タウ病変)は神経細胞死と相関します.

Q12 脳萎縮の進行には どのような特徴がありますか

　脳萎縮は認知症に代表される症状の一つではありますが，健常高齢者の脳においても加齢変化により脳萎縮は生じます．研究によって報告される数値は様々ですが，長期的な観察研究の中では，高齢期において脳容量全体は，年間0.2〜0.5％は低下することが示唆されています．この中でも，海馬の萎縮は大きく，年間0.79〜2.0％に達することが報告されています．認知症の中でも代表的なものとして，アルツハイマー型認知症，Lewy小体型認知症，前頭側頭型認知症，脳血管性認知症があげられます．このうち，脳血管性認知症は脳梗塞などの脳血管障害が原因であり，その他は神経の変性により認知症に至る変性性認知症です【図】．

　変性性認知症は，それぞれ変性の主体となる脳の領域の機能に対応して，特徴的な症状が現れます【表】．例えば，Lewy小体型認知症では，視覚に関わりが深い後頭葉の機能が障害されやすく，そのため特徴的な症状として幻視が挙げられます．

　認知症の原因疾患のうち，半数以上を占めるといわれるアルツハイマー型認知症の患者における所見として，大脳皮質の老人斑，神経原繊維変化，そして大脳全体の脳萎縮が挙げられます．肉眼的に視認できる脳萎縮としては，脳回の縮小・脳溝の開大としてみられ，側頭葉内側の海馬傍回および頭頂葉の拡大が認められます．これらは神経細胞数およびシナプス数の減少とグリオーシスを反映しています．アルツハイマー型認知症に特徴的なこれらの変

図　変性（脳萎縮）部位によって，様々な症状を呈する認知症

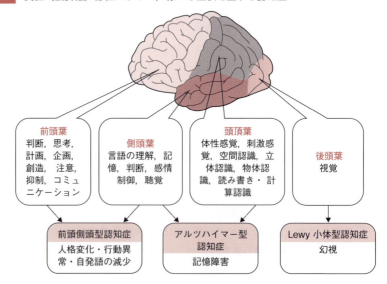

表　変性性認知症と症状

認知症	変性性認知症			脳血管性認知症
	アルツハイマー型認知症	Lewy小体型認知症	前頭側頭型認知症	
主な障害部位	頭頂葉，側頭葉	後頭葉	前頭葉，側頭葉	様々な部位に生じる（比較的，前頭葉が多い）
特徴的な症状	記憶障害 見当識障害 物盗られ妄想	幻視・妄想 パーキンソニズム 抗精神病薬に過敏性あり	人格変化（脱抑制，感情鈍麻，自発性の低下） 自発語の減少 行動異常（常同行動） 滞続言語	感情障害，運動障害 情動失禁 まだら認知症
人格変化	晩期に崩壊	晩期に崩壊	早期に崩壊	保たれる
病識	なし（初期にはあり）	なし（初期にはあり）	なし	あり
経過	緩徐に，常に進行する			段階的に進行する
CT/MRI所見	海馬の萎縮 →大脳の全体的萎縮	海馬の萎縮は比較的軽度	前頭葉と側頭葉の萎縮	脳実質内の脳梗塞巣
PET/SPECT所見	側頭葉・頭頂葉の血流・代謝低下	後頭葉の血流・代謝低下	前頭葉・側頭葉の血流・代謝低下	梗塞部位に応じた血流・代謝低下
病理所見	神経原線維変化 老人斑	Lewy小体	Pick球	梗塞巣など
蓄積蛋白	アミロイドβ タウ蛋白	α-シヌクレイン	タウ蛋白 TDP-43	

性は，健常高齢者の脳内にもみられますが，アルツハイマー型認知症の場合，比較にならないほど多量に出現し，神経細胞脱落（脳萎縮）を引き起こします．特に，老人斑は発症する十年以上も前から脳に沈着し始めるといわれています．Lewy小体型認知症では，パーキンソン病患者でみられる脳幹（特に中脳黒質）に限局して蓄積するLewy小体が，大脳皮質などの中枢神経系に広汎に蓄積します．パーキンソン病同様に，パーキンソニズムが現れます．パーキンソン病患者が高齢化して認知症（特にアルツハイマー型認知症）を合併する場合もあるため，鑑別が困難であることが多いといわれています．前頭側頭型認知症は，その名の通り，前頭葉と側頭葉の萎縮が特徴的な認知症です．また，側頭葉萎縮が優位の変性を呈する意味性認知症と進行性非流暢性失語では，失語症の症状があらわれます．

参考文献
1) Fjell AM, et al.: One year brain atrophy evident in healthy aging. *J Neurosci*, **29**(48) : 15223-15231, 2009.

堤本広大　国立長寿医療研究センター老年学・社会科学研究センター

A　正常な加齢によって，脳容量は年間0.2～0.5%減少します．認知症の中でも最も多いアルツハイマー型認知症では脳回の縮小・脳溝の開大としてみられ，側頭葉内側の海馬傍回および頭頂葉の拡大が認められます．

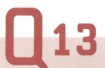

Q13 大脳白質病変とはどのような状態ですか,また認知症とどのような関連がありますか

　大脳白質病変は,脳小血管病(small vessel disease:SVD)の一つであり,多くは脳の虚血性変化に基づいた病変です.大脳白質病変は,アジア人に多く健常人でも45歳以降の中年期から加齢に伴って増加し,高齢者では半数以上に認められます.

　大脳白質病変の特徴的な画像所見としては,Fluid-attenuated inversion recovery(FLAIR)画像やT2強調画像で,白質高信号域(white matter hyperintensity:WMH)として認められます【表】[1)].MRIで観察される大脳白質病変は,Fazekas分類に沿って評価されることが多く[2)],深部白質病変(deep white matter hyperintensity:DWMH)と脳室周囲高信号(periventricular hyperintensity:PVH)に分けることができます.その病理は,ミエリンの減少(脱髄),血管周囲腔の拡大,グリオーシス,虚血などが混在した病態と考えられています.

　大脳白質病変の確立された危険因子には加齢,高血圧,喫煙があげられ,その他に肥満,糖尿病などの生活習慣病,ビタミンD不足,ホモシステイン値の上昇,酸化ストレス等が報告されています【図】[3-5)].また,大脳白質病変増大の最大の予測因子は,既に病変が存在していることであり,時間の経過とともに病変が広がっていきます.認知症高齢者においては,健常高齢者と比較すると大脳白質病変を有することが多く,縦断的に大脳白質病変の変化を観察すると,その増加率も認知症高齢者で高いことが明らかになっています[6)].

認知症における大脳白質病変の意義

　欧米のLeukoaraiosis and Disability study(LADIS study)では,大脳白質病変は高齢者のADLの低下,うつ,歩行能力低下,排尿障害,そして認知障害や認知症発症と関連することが示されています[7)].また,認知症患者においても,大脳白質病変は,認知障害の進

表　MRIで観察される脳小血管病に分類される病変の特徴 (Wardlaw et al, 2013[1)] を改変)

	脳梗塞	大脳白質病変	ラクナ梗塞	血管周囲腔	微小出血
直径	≦20 mm	不定	3〜15 mm	≦2 mm	≦10 mm
DWI	↑	↔	↔/(↓)	↔	↔
FLAIR	↑	↑	↓	↓	↔
T2	↑	↑	↑	↑	↑
T1	↓	↔/(↓)	↓	↓	↔
T2*	↔	↑	↔/(↓出血)	↔	↓↓

↑:高信号, ↓:低信号, ↔:等信号
DWI = diffusion-weighted imaging, FLAIR = fluid-attenuated inversion recovery.

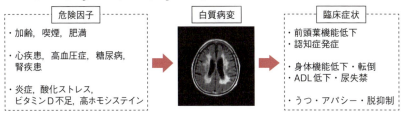

図 大脳白質病変の危険因子と臨床的意義（Basile et al, 2006[3]，Choi et al, 2009[4]，Sakurai et al, 2014[5]，Ogama et al, 2014[8]，Ogama et al, 2016[9]）より作図）

危険因子
・加齢，喫煙，肥満
・心疾患，高血圧症，糖尿病，腎疾患
・炎症，酸化ストレス，ビタミンD不足，高ホモシステイン

白質病変

臨床症状
・前頭葉機能低下
・認知症発症
・身体機能低下・転倒
・ADL低下・尿失禁
・うつ・アパシー・脱抑制

行，ADLの低下，転倒，尿失禁などの身体症状，さらに，うつ，意欲の低下や脱抑制などの行動心理症状と関連することも明らかになっています【図】[8-10]．さらに，近年では，認知症の前駆段階と考えられている軽度認知障害から認知症への進展率を上昇させることも明らかになってきており[10]，大脳白質病変の予防は認知症の進行予防においても重要です．

参考文献

1) Wardlaw JM, et al.: Neuroimaging standards for research into small vessel disease and its contribution to ageing and neurodegeneration. *Lancet Neurol*, **12**(8)：822-838, 2013.
2) Fazekas F, et al.: MR signal abnormalities at 1.5 T in Alzheimer's dementia and normal aging. *AJR Am J Roentgenol*, **149**(2)：351-356, 1987.
3) Basile AM, et al.: Age, hypertension, and lacunar stroke are the major determinants of the severity of age-related white matter changes. The LADIS (Leukoaraiosis and Disability in the Elderly) Study. *Cerebrovasc Dis*, **21**(5-6)：315-322, 2006.
4) Choi HS, et al.: Cerebral white matter hyperintensity is mainly associated with hypertension among the components of metabolic syndrome in Koreans. *Clin Endocrinol*, **71**(2)：1365-2265, 2009.
5) Sakurai T, et al.: Lower vitamin D is associated with white matter hyperintensity in elderly women with Alzheimer's disease and amnestic mild cognitive impairment. *J Am Geriatr Soc*, **62**(10)：1993-1994, 2014.
6) Maillard P, et al.: FLAIR and diffusion MRI signals are independent predictors of white matter hyperintensities. *AJNR Am J Neuroradiol*, **34**(1)：54-61, 2013.
7) Pantoni L, et al.: Impact of cerebral white matter changes on functionality in older adults: An overview of the LADIS Study results and future directions. *Geriatr Gerontol Int*, **15**(1)：10-16, 2015.
8) Ogama N, et al.: Regional white matter lesions predict falls in patients with amnestic mild cognitive impairment and Alzheimer's disease. *J Am Med Dir Assoc*, **15**(1)：36-41, 2014.
9) Ogama N, et al.: Frontal white matter hyperintensity predicts lower urinary tract dysfunction in older adults with amnestic mild cognitive impairment and Alzheimer's disease. *Geriatr Gerontol Int*, **16**：167-174, 2016.
10) Mortamais M, et al.: White matter hyperintensities as early and independent predictors of Alzheimer's disease risk. *J Alzheimers Dis*, **42**(4)：393-400, 2014.

杉本大貴，櫻井　孝　国立長寿医療研究センターもの忘れセンター

A 大脳白質病変は，主に脳の虚血性変化であり，高齢者とくに認知症患者において高頻度に認められます．また，大脳白質病変は，認知症発症の危険因子であるだけでなく，認知症の身体症状や行動心理症状の悪化と関連します．

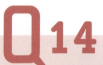

BDNFとは何ですか，BDNFを活性化させるにはどのような方法がありますか

　BDNFとはbrain-derived neurotrophic factor（脳由来神経栄養因子）の略で，神経の新成や成長の促進に大きく寄与し，脳内における大脳皮質や特に海馬において活性化されます．BDNFの発現量は加齢とともに低下し，アルツハイマー病，パーキンソン病やハンチントン病などの神経疾患により減少するとされています[1]．学習によってBDNFを介した海馬における神経可塑性の向上が認められたり[2]，運動によってBDNFの発現が増加すると報告され[3]，認知機能の低下を防ぐために大きな役割を果たしている可能性があると考えられています．特に，運動による認知機能向上にBDNFが寄与しているかについては，基礎研究からヒトを対象にした研究まで幅広く実施されています．Wrannらによれば，運動することで，PGC-1αが骨格筋にて産出され，PGC-1α依存のマイオカインの一種であるFNDC5が骨格筋から分泌され，これらの物質が脳内の，特に海馬におけるBDNF発現に寄与していると示され，その結果認知機能の向上がみられると考えられています【図1】．

　ヒトを対象にした研究では，血清BDNFを測定し認知機能や脳機能との関連性が検討されてきました．高齢者142名（平均年齢67歳）を対象にした研究では，血清BDNFが加齢とともに低下し，BDNFが低値であると海馬容量が小さく記憶の機能も低かったことが報告されました[4]．私たちの研究グループでは，大規模コホートデータを用い4,436名を解析の対象とした結果，【図2】のとおり年齢とともに血清BDNFは低下し，認知機能低下や教育歴と関係していることが示されました[5]．

　また，Framingham Heart Studyからは10年間の追跡調査の結果，血清BDNFが低値であることがアルツハイマー病などの認知症のリスクであったと報告されました[6]．これら

図1　運動がBDNFを介し認知機能向上に寄与するモデル（Wrann et al, 2013[3]より作図）

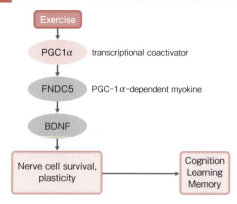

図2　性・年代別にみた血清 BDNF　　　（Shimada et al, 2014[5]）

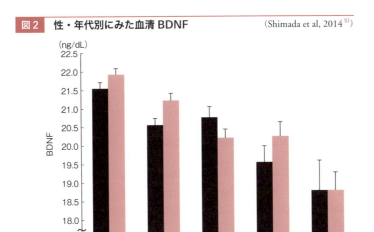

の知見より，血清 BDNF について高く保てることが認知機能低下を抑制することにつながるかもしれないと考えられています．Dinoff らのメタアナリシスによると運動することで急性的な反応として血清 BDNF の上昇が認められ，その増加に対しては運動時間が長ければ増加量も増えるという結論が得られました[7]．

参考文献

1) ZZuccato C, Cattaneo E: Brain-derived neurotrophic factor in neurodegenerative diseases. *Nat Rev Neurol*, **5**(6): 311-322, 2009.
2) Hall J, et al.: Rapid and selective induction of BDNF expression in the hippocampus during contextual learning. *Nat Neurosci*, **3**(6): 533-535, 2000.
3) Wrann CD, et al.: Exercise induces hippocampal BDNF through a PGC-1 alpha/FNDC5 pathway. *Cell Metab*, **18**(5): 649-659, 2013.
4) Erickson KI, et al.: Brain-derived neurotrophic factor is associated with age-related decline in hippocampal volume. *J Neurosci*, **30**(15): 5368-5375, 2010.
5) Shimada H, et al.: A large, cross-sectional observational study of serum BDNF, cognitive function, and mild cognitive impairment in the elderly. *Front Aging Neurosci*, **6**: 69, 2014.
6) Weinstein G, et al.: Serum brain-derived neurotrophic factor and the risk for dementia: the Framingham Heart Study. *JAMA Neurol*, **71**(1): 55-61, 2014.
7) Dinoff A, et al.: The effect of acute exercise on blood concentrations of brain-derived neurotrophic factor in healthy adults: a meta-analysis. *Eur J Neurosci*, **46**(1): 1635-1646, 2017.

土井剛彦　国立長寿医療研究センター老年学・社会科学研究センター

BDNF は，脳由来神経栄養因子で，認知機能の改善に寄与する物質であり，運動が認知機能に改善を及ぼすメカニズムの一旦を担っていると考えられます．

Q15 DMN（default mode network）とは何ですか

DMN：Default Mode Network とは

　安静時において外部から刺激がなくても脳が内発的に活動し，その活動が複数部位にて関連しているネットワークを Resting State Network（RSN）と呼びます．Default Mode Network（DMN）は RSN のうち，主に内側前頭前皮質，後帯状皮質・楔前部，外側頭頂皮質から構成されるネットワークです【図1】．

　DMN を含む RSN は対象者が安静状態でリラックスしているときの脳活動を計測します．脳活動の計測には神経活動に伴う血流や代謝の変化による信号値変化を PET や fMRI などで計測します．その信号値変化を解析し，脳の異なる領域間にて信号値の時系列変化に関連がある部位を同定することで DMN を含む RSN を同定します．

RSN や DMN と認知症の関係

　アルツハイマー病患者は健常高齢者と比較して DMN の結合性が低下することが明らかとなっています[2]．また，DMN を構成する脳領域においてアミロイドβタンパクの沈着，代謝低下や脳構造萎縮などが生じていることも明らかにされています【図2】．
　認知症の識別に DMN を含む RSN を適用可能か検討されており，健常者とアルツハイマー病・前頭側頭型認知症の識別などにおいて一定の成果を得ています[2, 5]．また，認知症

図1　Default Mode Network（DMN）を構成する脳部位 (Raichle, 2015 [1])

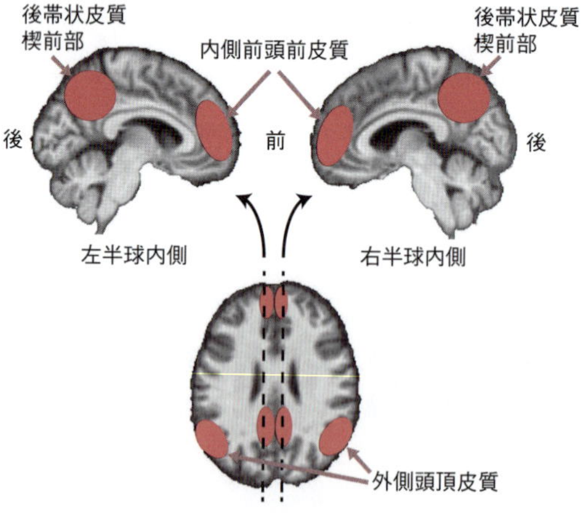

後帯状皮質
楔前部
内側前頭前皮質
後帯状皮質
楔前部
後　　　　前　　　　後
左半球内側　　　右半球内側
外側頭頂皮質

図2　DMNとアミロイド沈着，脳萎縮の関係として考えられているモデル図
(Buckner, et al, 2005[3], Buckner et al, 2008[4])

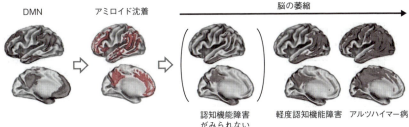

発症の高リスク群である軽度認知機能障害（MCI；Mild Cognitive Impairment）のDMNを計測して，一定の年数を経たときに認知機能を維持しているか認知症になるかどうか予測できる可能性も示唆されています[6]．

DMNを含むRSNは認知症や様々な精神・神経疾患とどのような関係があるか研究が行われています[4, 7]．まだ実用には至っていませんが，DMNやRSNの研究が進むことで臨床への応用も期待されます．

参考文献
1) Raichle ME：The brain's default mode network. *Annu Rev Neurosci*, **38**：433-447, 2015.
2) Greicius MD, et al.: Default-mode network activity distinguishes Alzheimer's disease from healthy aging: evidence from functional MRI. *Proc Natl Acad Sci U S A*, **101**(13)：4673-4642, 2004.
3) Buckner RL, et al.: Molecular, structural, and functional characterization of Alzheimer's disease: evidence for a relationship between default activity, amyloid, and memory. *J Neurosci*, **25**(34)：7709-7717, 2005.
4) Buckner RL, et al.: The brain's default network: anatomy, function, and relevance to disease. *Ann N Y Acad Sci*, **1124**：1-38, 2008.
5) Zhou J, et al.: Divergent network connectivity changes in behavioural variant frontotemporal dementia and Alzheimer's disease. *Brain*, **133**(Pt5)：1352-1367, 2010.
6) Petrella JR, et al.: Default mode network connectivity in stable vs progressive mild cognitive impairment. *Neurology*, **76**(6)：511-517, 2011.
7) Zhang D, Raichle ME：Disease and the brain's dark energy. *Nat Rev Neurol*, **6**(1)：15-28, 2010.

原田健次　中京大学大学院体育学研究科

A　安静時において脳活動が相関する内側前頭前皮質，後帯状皮質・楔前部，外側頭頂皮質からなる機能的ネットワークをさします．アルツハイマー病などによりDMNの機能結合が低下することが報告されています．

Q16 認知症にはどのような合併症がありますか

認知症には多くの合併症があり注意が必要

　認知症には，身体疾患や外傷などの合併症が発生します．それをきっかけに Behavioural and Psychological Symptoms of Dementia（以下：BPSD（行動・心理症状））が発現する要因になることもあります．さらに合併症が併存していることは長期的に生命予後悪化にも影響するとされます．合併症の多くは，認知症患者に限られた合併症ではありません．しかしながら，失語などの高次脳機能障害により，自ら症状を訴えることが困難であり合併症の発見が遅れることもあります．そのため，専門職は認知症に合併しやすい疾患への対応と注意を十分に理解する必要があります．

合併症の種類と注意点

　ここでは代表的な合併症である，高血圧症，摂食・嚥下障害，排尿障害，便秘，脱水症，運動障害，てんかん発作，転倒・骨折，低栄養【表】について解説します．
　認知症を有病した方の多くが高血圧症を有病しています．高血圧が認知機能低下に関連[1]することや，一部の降圧薬は認知機能低下の予防効果を持つことが報告されています[2]．
　認知症が進行すると，摂食・嚥下障害に伴い低栄養・免疫不全と誤嚥性肺炎などの感染症が生命予後を悪化させます．特に，アルツハイマー型認知症では進行期には大脳皮質に加え大脳基底核にも病変がおよぶため，不顕性誤嚥から肺炎を発症するリスクが高くなるので注意が必要です[3]．
　排尿障害や便秘も頻度が非常に高く，加齢とともに増加します．しかし，リハビリテーションの場面では問題として把握されておらず，結果的に対象者のQOLを低下させ，将来の生存率の低下[4]も招く可能性があります．そのためにも病態の把握が必要です．
　脱水は認知症患者では，自分自身で不調を認識できないことから重度化して介護者や医療者が気づくことがあります．特に熱発，嘔吐，下痢の後は脱水リスクが高いです．脱水症状

表　認知症に多い合併症

1. **老年症候群**
   排尿障害，便秘，転倒・骨折，低栄養，高血圧症
2. **廃用症候群**
   脱水症，摂食・嚥下障害，誤嚥性肺炎
3. **運動症状**
   パーキンソニズム，不随意運動，運動麻痺

として口渇・飲水拒否，微熱・ほてり，幻覚に注意します．さらに理学所見として体重減少，眼球陥凹，口・舌の乾燥，手足の冷感などに注意します．

運動障害は，認知症患者の移動能力低下から日常生活動作を低下させ，廃用による寝たきりのリスクを高めます．この運動障害は高齢によるもの，原疾患由来のもの，治療薬によるもの，併存疾患によるものなど様々な要因によって起こります．運動障害が起こる疾患として代表的なパーキンソン病では認知症発症率が同年齢の3倍と推定[5]されています．運動障害と認知機能低下を同時に持つ患者のリハビリテーションは転倒リスクに配慮して進めることが必要です．

てんかんの出現において先行研究[6]では，アルツハイマー病患者は対照群と比較して6倍リスクが高いと報告されています．60歳以上のてんかん発病率は脳血管障害患者が16％，脳腫瘍患者が6％，アルツハイマー病患者が4％と報告されています．

転倒・骨折は日常生活を自立する運動機能を持っていた患者も，これをきっかけに寝たきりや廃用症候群に陥るため対策が重要です．運動機能を高く維持し転倒を防ぐだけでなく，ふらつきやすくなる薬剤の投与をカンファレンスで見直すなどチームで転倒リスク軽減を図る必要があります．

低栄養に陥る要因に，認知症患者の摂食意欲低下や偏食があります．認知症が重度化すると食物の認識が難しくなり，スプーンや箸の使用が出来なくなり摂食行為そのものが難しくなります．そのため低栄養の合併症になりやすいとされています．

参考文献

1) Elias MF, et al.: Untreated blood pressure level is inversely related to cognitive functioning: the Framingham Study. *Am J Epidemiol*, **138**(6)：353-364, 1993.
2) Tzourio C, et al.: Effects of blood pressure lowering with perindopril and indapamide therapy on dementia and cognitive decline in patients with cerebrovascular disease. *Arch Intern Med*, **163**(9)：1069-1075, 2003.
3) Marik PE: Aspiration pneumonitis and aspiration pneumonia. *N Engl J Med*, **344**(9)：665-671. 2001.
4) Nakagawa H, et al.: Impact of nocturia on bone fracture and mortality in older individuals: a Japanese longitudinal cohort study. *J Urol*. **184**(4)：1413-1418. 2010.
5) 田丸冬彦：病態と診断の進歩　パーキンソン病における痴呆・精神障害とその病態生理．日内会誌，**83**(4)：555-558，1994.
6) Leppik IE, Birnbaum A: Epilepsy in the elderly. *Semin Neurol*, **22**(3)：309-320, 2002.

今岡真和　大阪河﨑リハビリテーション大学リハビリテーション学部

認知症の合併症は，高齢者に注意しなくてはいけない疾患や病態と共通です．しかし訴えがあいまいなことや，不正確なことから療法士は注意深く関わる必要があります．

Q17 認知症および認知機能低下の危険因子と保護因子は何ですか

年代ごとに認知症の危険因子と保護因子が存在します

　認知症を予防するためには，まず危険因子（疾患が発生する確率を上昇させる因子）と保護因子（疾患が発生する確率を低下させる因子）を明確にする必要があります．これまでに，認知症を発症した人と発症しなかった人の違いを研究することで，年代ごとに認知症の危険因子と保護因子が明らかになってきました【図1】．若年期においては，遺伝子的因子や社会・経済的因子が存在し，十分な教育を受ける機会が減少すると将来の認知症の発症に関連すると考えられています．成人期では，高血圧，脂質異常症，糖尿病などの生活習慣病が認知症リスクを高めることがわかっています．老年期では，うつ傾向や転倒による頭部外傷，不活動に伴う対人交流の減少などのいわゆる老年症候群と呼ばれる因子が認知症の発症と関連することが明らかにされています．反対に保護因子としては，高等教育を受けて認知的予備力を蓄えること，服薬管理や食事・運動によって生活習慣病を予防すること，習慣的な運動や知的活動・社会活動への参加，社会的ネットワークの向上などの活動的なライフスタイルを確立することなどが挙げられます[1]．認知症予防のためには，危険因子を最小化し，保護因子を促進させることが有効であると考えられます．

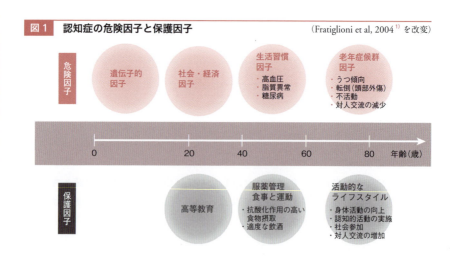

図1　認知症の危険因子と保護因子　　　　（Fratiglioni et al, 2004[1] を改変）

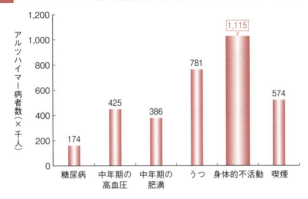

図2 アルツハイマー病の危険因子の比較（Barnes et al, 2011[2]）を改変）

身体活動不足はアルツハイマー病発症と強く関連します

　認知症の原因疾患として最も多い割合を占めるアルツハイマー病に関して，複数の危険因子の影響度について分析した研究では，身体活動不足が最も強く影響していることを報告しています【図2】．このような結果は，認知症予防のためには運動習慣を身に付けることが特に重要であることを示唆しており，認知症予防および認知機能低下のために理学療法士が果たす役割は大きいと考えられます．

参考文献
1) Fratiglioni L, et al.: An active and socially integrated lifestyle in late life might protect against dementia. *Lancet Neurol*, **3**(6)：343-353, 2004.
2) Barnes DE, Yaffe K: The projected effect of risk factor reduction on Alzheimer's disease prevalence. *Lancet Neurol*, **10**(9)：819-828, 2011.

牧野圭太郎　国立長寿医療研究センター老年学・社会科学研究センター

A 危険因子として，遺伝子的因子，社会・経済因子，生活習慣因子，老年症候群因子が，保護因子として，高等教育，服薬管理と食事・運動，活動的なライフスタイルが挙げられます．

Q18 糖尿病と認知症の関連，および糖尿病では認知症の危険が増大するメカニズムを教えてください

糖尿病により認知症の危険が増悪するメカニズムは血管因子と代謝因子に大別されます

オランダの The Rotterdam study において糖尿病は AD の発症リスクを 2 倍に増加させることが報告されており[1]，久山町研究においても耐糖能異常は AD の発症を 2～4 倍に増加させることが報告されています．さらにメタ解析においても糖尿病は AD の発症危険因子であることが支持されました．久山町研究では 75 g ブドウ糖負荷試験を施行した後（平均 15 年），剖検時における老人斑などの AD 病理を検討したところ，インスリン抵抗性の存在は神経変性突起を伴う老人斑の出現の有無と相関していました[2]．一方，Kalaria が行ったレビュー[3]においては AD 患者の剖検脳を用いた臨床研究のメタ解析においては糖尿病による血管病変の重要性が強調されています．すなわち糖尿病が AD 患者における認知機能を修飾する機序は血管因子と代謝因子に分けられ，さらに可逆的，不可逆的なものに分けられると考えられます【図1】．可逆的な血管因子として脳血管反応性が，不可逆的なものとして脳血管病変があります．他方，可逆的な代謝因子として低血糖・高血糖によるもの，不可逆的なものとして AD 病理への影響があります．それぞれの因子の関与の割合は患者によって異なり，テイラーメイドな医療が必要です．

糖尿病と認知症の間には悪循環の関係があります

興味深いことに糖尿病があると認知症が増悪するのと同時に，認知症があると糖尿病の病態を悪化させることが示唆されます[5,6]．すなわち認知症と糖尿病の間には悪循環の関係があります【図2】．認知症から糖尿病への影響のメカニズムに関しては，1）神経変性（特に前頭葉）による食行動の変容，2）神経変性（海馬）による記銘力障害（食べたことを忘れる，

図1 糖尿病がアルツハイマー病患者における認知機能を修飾する機序

(Sato et al, 2013[4]) を改変）

	血管因子	代謝因子
短期（可逆的）	血管反応性の障害	低血糖・高血糖
長期（非可逆的）	血管病変	アルツハイマー病理の修飾

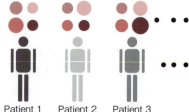

Patient 1　Patient 2　Patient 3

図2 糖尿病と認知症（アルツハイマー病）の悪循環（Sato et al, 2013[6] を改変）

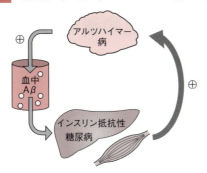

薬を飲み忘れる），3）視床下部への Aβ やタウ病変などの蓄積，4）血中 Aβ や末梢臓器（筋肉，膵臓）への Aβ の沈着，といった可能性が考えられます．

参考文献

1) Ott A, et al.: Diabetes mellitus and the risk of dementia: The Rotterdam Study. *Neurology*, **53**(9)：1937-1942, 1999.
2) Matsuzaki T, et al.: Insulin resistance is associated with the pathology of Alzheimer disease: the Hisayama study. *Neurology*, **75**(9)：764-770, 2010.
3) Kalaria RN: Neurodegenerative disease: Diabetes, microvascular pathology and Alzheimer disease. *Nat Rev Neurol*, **5**(6)：305-306, 2009.
4) Sato N, Morishita R: Roles of vascular and metabolic components in cognitive dysfunction of Alzheimer disease: short- and long-term modification by non-genetic risk factors. *Front Aging Neurosci*, **5**：64, 2013.
5) Takeda S, et al.: Diabetes-accelerated memory dysfunction via cerebrovascular inflammation and Abeta deposition in an Alzheimer mouse model with diabetes. *Proc Natl Acad Sci U S A*, **107**(15)：7036-7041, 2013.
6) Sato N, et al.: a possible missing link between Alzheimer disease and diabetes. *Diabetes*, **62**(4)：1005-1006, 2013.

里　直行　国立長寿医療研究センター認知症先進医療開発センター

糖尿病により認知症の危険が増悪するメカニズムは血管因子と代謝因子に大別されます．また，糖尿病と認知症の間には悪循環の関係があります．

Q19 喫煙と認知症，もしくは認知機能の低下との関連を教えてください

喫煙は認知症の危険因子

　世界保健機関（World Health Organization：WHO）によると，全世界には約10億人の喫煙者がいるとされています．喫煙は慢性閉塞性肺疾患をはじめとするさまざまな疾患の危険因子であることが報告されています[1]が，認知症の危険因子であることも明らかとなってきました．

　認知症の原因として最も多いアルツハイマー病の危険因子について調べた研究[2]によると，身体的不活動やうつと並んで喫煙が危険因子の中でも上位にくることが明らかにされています【図】．また，喫煙と認知症の関連についてメタアナリシスを行った研究[3]では，喫煙者は非喫煙者に比べて認知症になるリスクが高く，apolipoprotein E ε4 が潜在的な効果修飾因子（potential effect modifiers）となる可能性が指摘されています．

喫煙と認知機能低下の関連

　これまで行われた研究から，喫煙と認知機能の低下には関連性がみられることが明らかとなってきました．それらの研究からは非喫煙者と比べて喫煙者はワーキングメモリー，注意，実行機能，情報処理速度といった認知機能が低いことが報告されています[4]．

　最近では喫煙年数や喫煙本数といった量的な視点から喫煙と認知機能の低下の関連性について検討されています．このような研究においてよく用いられる指標が pack-years です．

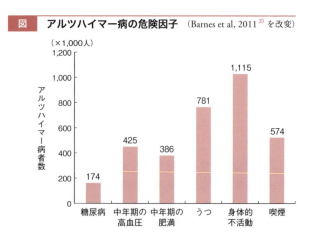

図　アルツハイマー病の危険因子　（Barnes et al, 2011[2] を改変）

表　認知機能と pack-years の関連　　　　　　　　　　(Mons et al, 2013[6]) を改変)

	Model 1		Model 2		Model 3	
	β	95% CL	β	95% CL	β	95% CL
非喫煙者	Ref.		Ref.		Ref.	
＞20-40 pack-years	-3.97	-7.01 to -0.93	-4.32	-7.43 to -1.21	-4.04	-7.16 to -0.91

Model 1：年齢，性別，教育歴で調整
Model 2：Model 1 に加えて BMI と飲酒で調整
Model 3：Model 2 に加えて疾病（心筋梗塞，脳卒中，糖尿病，うつ）で調整

Pack-years は，（1 日の喫煙本数 /20）×喫煙年数という式で求められ，認知機能との関連についてはまだ研究が少ないというのが現状ですが，先行研究から pack-years の値が大きくなればなるほど認知機能の低下を有する危険性が高いことが明らかにされています[5]．さらに，喫煙者の中で pack-years の値が 21 以上の者は非喫煙者と比べて認知機能が低下していることも報告されています【表】．しかし，このような量的な視点からの研究は緒に就いたばかりであり，今後さらなる研究が必要であると思われます．

参考文献
1) Edwards R: The problem of tobacco smoking. *BMJ*, **328**(7433)：217-219, 2004.
2) Barnes DE, Yaffe K: The projected effect of risk factor reduction on Alzheimer's disease prevalence. *Lancet Neurol*, **10**(9)：819-828, 2011.
3) Zhong G, et al.: Smoking is associated with an increased risk of dementia: a meta-analysis of prospective cohort studies with investigation of potential effect modifiers. *PLoS One*, **10**(3)：e0118333, 2015.
4) Sabia S, et al.: Impact of smoking on cognitive decline in early old age: the Whitehall II cohort study. *Arch Gen Psychiatry*, **69**(6)：627-635, 2012.
5) Glass JM, et al.: Effects of alcoholism severity and smoking on executive neurocognitive function. *Addiction*, **104**(1)：38-48, 2009.
6) Mons U, et al.: History of lifetime smoking, smoking cessation and cognitive function in the elderly population. *Eur J Epidemiol*, **28**(10)：823-831, 2013.

堀田　亮　近畿大学九州短期大学保育科

A
喫煙は認知症の危険因子の一つです．また，喫煙と認知機能の低下には関連があり，1 日の喫煙本数や年数が多ければ多いほど認知機能の低下を有する危険性が高くなる可能性があります．

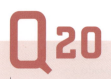

認知症とうつの関連を教えてください

認知症とうつは鑑別されるべき状態ですが，合併例もみられます

　アメリカ精神学会による精神疾患の診断・統計マニュアル第5版（Diagnostic and Statistical Manual of Mental Disorders, 5th edition：DSM-5）の認知症診断基準では，認知症は「うつ病などの他の精神疾患によらない認知欠損を呈するもの」と位置づけられています．例えば，うつ病による仮性認知症（意欲低下に伴う記銘力・注意障害など）は，認知症と間違われやすい状態であり，鑑別診断が重要とされています【表】．

　しかし実際には，うつ病から認知症に移行する，あるいは認知症患者がうつ病を発症（合併）することが珍しくありません．外来患者を対象とした研究のメタアナリシス[1]によると，認知症患者におけるうつ病の有病率は30.3%であったとされており，認知症にうつ病が合併すると，介護負担の増加や施設入所，QOLの低下を促進します．また，うつ症状は妄想や不安などとともに，認知症に伴って出現する行動・心理症状（behavioral and psychological symptoms of dementia：BPSD）のひとつに数えられています．

うつは認知症の危険因子

　これまでに複数の研究が，診断基準に基づいて診断されたうつ病，または心理学的評価により判定されたうつ症状と認知症の発症の関連性を報告しています．既存のメタアナリシスを包括的にレビューした研究[2]によると，アルツハイマー型認知症およびすべての類型を含む認知症のいずれのアウトカムについても，老年期のうつは危険因子として確実（convincing）であるという結果が示されています．

　うつが認知症の危険性を高めるメカニズムには，複雑な経路が存在していると考えられて

表　認知症とうつ病（仮性認知症）の鑑別

	認知症	うつ病
基本症状	認知機能障害	抑うつ，心気的症状
発症・進行	緩徐	比較的急速（何らかの契機）
質問への返答	取り繕い，作話	遅延，否定的（わからない）
物忘れの自覚・訴え	少ない	誇張，強調する
典型的妄想	物盗られ妄想（物を盗まれて困る，など）	心気妄想（ボケてもうだめだ，など）

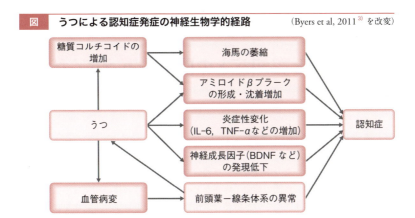

図 うつによる認知症発症の神経生物学的経路 (Byers et al, 2011[3] を改変)

います．Byersら[3]は，うつと認知症に特有の神経病理の関連性について，①血管病変，②糖質コルチコイドの増加と海馬の萎縮，③アミロイドβプラークの形成・沈着増加，④炎症性変化，⑤Brain derived neurotrophic factor（BDNF）に代表される神経成長因子の発現低下の5つの神経生物学的経路を用いて解説しています【図】．

参考文献
1) Goodarzi ZS, et al.: Depression Case Finding in Individuals with Dementia: A Systematic Review and Meta-Analysis. *J Am Geriatr Soc*, **65**(5): 937-948. 2017.
2) Bellou V, et al.: Systematic evaluation of the associations between environmental risk factors and dementia: An umbrella review of systematic reviews and meta-analyses. *Alzheimers Dement*, **13**(4): 406-418, 2017.
3) Byers AL, Yaffe K: Depression and risk of developing dementia. *Nat Rev Neurol*, **7**(6): 323-331, 2011.

上村一貴　富山県立大学工学部教養教育

認知症とうつは鑑別されるべき別の状態ですが，実際には認知症患者の約3割がうつを合併しています．また，うつは血管病変や海馬の萎縮のような病理変化を引き起こし，認知症の危険因子となります．

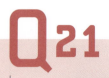

睡眠障害と認知症との関連を教えてください

認知症患者における睡眠障害

　加齢に伴い，睡眠が浅くなり中途覚醒，早期覚醒が増加するなどの変化がみられます．それに加えて，高齢期には，夜間の頻尿・疼痛などの加齢による身体の変化は中途覚醒の誘因となることや，あるいは疾患やその治療薬の副作用の影響などにより不眠症をはじめとするさまざまな睡眠障害を有する割合が高くなります．特に，認知症患者においては，睡眠障害は高頻度にみられ，患者本人のQOL低下にとどまらず，介護者の負担増加などにもつながり，正しい対応が望まれます．

　睡眠障害は，心身機能だけでなく，社会生活や日常生活の上でいろいろな障害をもたらしてしまいます．一般的には，夜間に眠れない「不眠」が多くみられますが，昼間に眠くてしかたがない状態である「過眠」，睡眠と覚醒のリズムに異常がみられる概日リズム睡眠障害，睡眠呼吸障害，睡眠中に起こる異常行動や身体的症状である睡眠時随伴症，精神障害や身体的疾患，薬物の使用による睡眠障害など，様々な種類が挙げられます．

　認知症，特にアルツハイマー病（Alzheimer's Disease：AD）患者における睡眠の特徴として，睡眠時間の減少，睡眠効率の低下，浅い睡眠の割合の増加，夜間覚醒の増加，レム睡眠の減少が特にみられます．また，先ほどの睡眠障害の中でも，認知症においては概日リズム睡眠障害への対処が特に重要となります．

概日リズム睡眠障害

　認知症患者においては，日中の活動性の低下や外出・社会参加の機会が減少することによる日光の曝露量が不足してしまうことが多く，体内時計への刺激の低下などが加わり睡眠・覚醒のリズムの障害をきたしやすいとされています[1]．さらに，AD患者では睡眠において重要な役割をもつホルモンであるメラトニンの分泌量が低下することに加え，メラトニン分泌のタイミングに異常があることが報告されています[2]．メラトニンの分泌の異常を含む体内時計機構の障害によって，睡眠・覚醒の位相に異常，つまり概日リズム睡眠障害がみられるようになります．認知症患者における不眠や夜間覚醒，徘徊，日中の眠気などはこのような背景があり，適切な対応が重要になります．

認知症発症のリスクとしての睡眠

　いくつかの研究により，睡眠障害を含む睡眠状態が，認知症の発症に寄与していることが報告されています．地域在住の高齢者において，Pittsburgh Sleep Quality Index（PSQI）

図　主観的な睡眠の質や日中の眠気とその後の認知症発症　　　　（Tsapanou et al, 2015[5]）

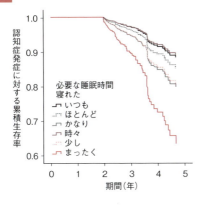
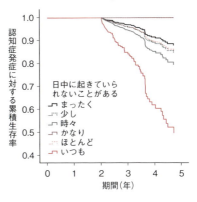

という主観的な睡眠障害の評価尺度の点数が1年後の認知機能低下のオッズ比が高くなること[3]や，日中の眠気があることが3年間の追跡期間における認知症発症のリスクを高めていることが報告されています[4,5]【図】．また，睡眠時間においても，6～8時間睡眠の者よりも，10時間睡眠で1.63倍の認知機能低下のハザード比が高くなるという研究もあります[6]．認知症患者における睡眠障害への対応と同様に，認知症の予防を考える際にも，日ごろの睡眠習慣や睡眠障害に目を向け，適切な対応をする必要があります．

参考文献
1) 伊藤敬雄．認知症に見られる睡眠障害．睡眠医療，**3**：196-201，2009．
2) Mishima K, et al.: Melatonin secretion rhythm disorders in patients with senile dementia of Alzheimer's type with disturbed sleep-waking. *Biol Psychiat*, **45**(4)：417-421, 1999.
3) Blackwell T, et al.: Poor sleep is associated with impaired cognitive function in older women: the study of osteoporotic fractures. *J Gerontol A Biol Sci Med Sci*, **61**(4)：405-410, 2006.
4) Foley D, et al.: Daytime sleepiness is associated with 3-year incident dementia and cognitive decline in older Japanese-American men. *J Am Geriatr Soc*, **49**(12)：1628-1632, 2001.
5) Tsapanou A, et al.: Daytime Sleepiness and Sleep Inadequacy as Risk Factors for Dementia. *Dement Geriatr Cogn Dis Extra*, **5**(2)：286-295, 2015.
6) Benito-León J, et al.: Long sleep duration in elders without dementia increases risk of dementia mortality (NEDICES). *Neurology*, **83**(17)：1530-1537, 2014.

中窪　翔　国立長寿医療研究センター老年学・社会科学研究センター

A　睡眠障害は，認知症患者のケアにおいて非常に重要な要素であり，認知症患者における不眠や夜間覚醒，徘徊，日中の眠気の背景にある概日リズム睡眠障害への対応が求められます．また，睡眠障害は認知症発症のリスク因子の一つであるため，予防の観点からも積極的なアプローチが望まれます．

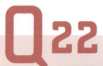

飲酒と認知症，もしくは認知機能の低下との関連を教えてください

飲酒は認知症の保護因子なのか危険因子なのか

　飲酒と認知症の関係については，認知症発症を抑制しうる保護因子としての役割と認知症発症の危険性を増大しうる危険因子としての役割という両面から検討がなされています．飲酒とアルツハイマー病の関連についてシステマティックレビューを行った研究[1]からは，7つの研究から飲酒がアルツハイマー病の危険性を減らすことが報告されている一方で，3つの研究は逆にアルツハイマー病の危険性を増やすこと，そして9つの研究は飲酒とアルツハイマー病には関連性が認められなかったことが明らかとなり，一貫した結果は得られていないとしています．飲酒と一口にいっても種類や量などさまざまな見方ができますが，飲酒量と認知症の関連についてメタ解析を行った研究[2]によると，軽度から中程度の飲酒を行う者（light to moderate drinker）は飲酒をしない者に比べてアルツハイマー病あるいは脳血管性認知症になる危険性が 30% 程度低いことが報告されています【表1】．一方で重度の飲酒（heavy drinking）は認知症とは関連しないことが示されています．

飲酒と認知機能の低下との関連

　認知症と同様に，認知機能の低下についても飲酒とどのように関わるか，研究がなされてきています．飲酒量と認知機能の低下を検討した研究[3]からは，先の研究と同様にアルツ

表1　飲酒量とアルツハイマー病，脳血管性認知症の相対危険度（軽度・中程度飲酒 vs 非飲酒）
(Anstey et al, 2009[2] を改変)

結果	研究	重みづけ	相対危険度	95%CI
アルツハイマー病	Huang et al.	6.68	0.7	0.39, 1.26
	Luchsinger et al.	14.4	0.97	0.69, 1.36
	Mukamal et al.	15.81	0.54	0.40, 0.73
	Ruitenberg et al.	17.78	0.85	0.65, 1.12
	Larrieu et al.	18.39	0.79	0.61, 1.03
	Deng et al.	26.94	0.63	0.55, 0.72
	Pooled	100	0.72	0.55, 0.72
脳血管性認知症	Luchsinger et al.	18.62	0.93	0.50, 1.72
	Ruitenberg et al.	18.97	0.46	0.25, 0.85
	Deng et al.	29.15	0.84	0.51, 1.38
	Mukamal et al.	33.26	0.79	0.50, 1.25
	Pooled	100	0.75	0.57, 0.98

表2 飲酒の種類と認知機能の変化　　（Nooyens et al, 2014[4]）を改変）

	1年目 認知機能の変化	5年目 認知機能の変化	P for trend
ビール			
全般的な認知機能	-0.08	-0.07	0.41
記憶	-0.1	-0.1	0.82
情報処理速度	-0.1	-0.13	0.98
認知的柔軟性	-0.08	-0.05	0.49
白ワイン			
全般的な認知機能	-0.09	-0.08	0.74
記憶	-0.13	-0.07	0.11
情報処理速度	-0.15	-0.13	0.96
認知的柔軟性	-0.08	-0.12	0.28
赤ワイン			
全般的な認知機能	-0.1	-0.03	<0.01
記憶	-0.14	-0.04	<0.01
情報処理速度	-0.15	-0.11	0.53
認知的柔軟性	-0.08	-0.02	0.03

ハイマー病とは関連するが，認知機能の低下とは関連しないことも報告されています．

また，飲酒の種類の観点から認知機能の低下との関連をみた研究[4]によれば，ビールや白ワインは認知機能の低下と関連しませんが，赤ワインは認知機能の低下と関連する可能性があることが報告されています【表2】．

このように飲酒と認知症あるいは認知機能の低下との関連についてはまだ明らかになっていないことも多く，量や種類など含め今後も詳細に検討する必要があると考えられます．

参考文献

1) Piazza-Gardner AK, et al.: The impact of alcohol on Alzheimer's disease: a systematic review. *Aging Ment Health*, **17**(2)：133-146, 2013.
2) Anstey KJ, et al.: Alcohol consumption as a risk factor for dementia and cognitive decline: meta-analysis of prospective studies. *Am J Geriatr Psychiatry*, **17**(7)：542-555, 2009.
3) Panza F, et al.: Alcohol consumption in mild cognitive impairment and dementia: harmful or neuroprotective? *Int J Geriatr Psychiatry*, **27**(12)：1218-1238, 2012.
4) Nooyens AC, et al.: Consumption of alcoholic beverages and cognitive decline at middle age: the Doetinchem Cohort Study. *Br J Nutr*, **111**(4)：715-723, 2014.

堀田　亮　近畿大学九州短期大学保育科

A

飲酒は認知症あるいは認知機能の低下と関連する可能性がありますが，今のところ統一した見解が得られていません．今後，量や種類を含め詳細な検討が待たれます．

Q23 MCR（motric cognitive risk syndrome）について教えてください

MCRの定義

MCRとは，Verghese ら[1]が主となって提唱されているもので，定義は主観的認知機能低下の訴えと歩行速度の低下を両方有している状態とされています．主観的認知機能低下の訴えの評価については，質問により主観的な回答を得る方法で行われます．MCRに関する多国間の有病率の比較ならびにプール解析を行った研究において，主観的認知機能低下の訴えの評価として用いられた方法として最も多かったのは，GDS-15の下位項目である「ほかの人に比べて記憶力が落ちたと感じますか」という項目でした．歩行速度の低下については，各特性やコホートによってばらつきがあるため，MCRの定義において用いられる方法は，性・年代別にみて平均値より1.0 SD以上の低下が認められた場合に歩行速度低下であると定義されています．これら両方の状態である場合にMCRであるとされています．

MCRに関して分かっていること

MCRの有病率は，コホートによって様々ですが，多国間研究によると9.7%（95% CI：8.2%-11.2%）と報告され，我が国における大規模コホートでは，6.4%（95% CI：5.9%-6.9%）で，加齢とともに有病率は増加していました[2]．MCRは認知症に対するリスク評価の一つとして注目を集めています．各研究において観察期間はばらつきますが，我が国を含めたいずれのコホートにおいてもMCRであることが将来の認知症発症に対して有意な関連が認められており[1,3]，MCRによって認知症発症リスクが2.5倍になると報告されています[1]．さらに，MCRは様々なadverse health outcomeとの関連が報告されており，転倒リスク[4]，新規要介護認定のリスク[3]や死亡リスク[5]の評価としても有用であることから，その臨床的意義が着目されています．一方で，MCRの発生におけるリスク要因については，十分なエビデンスがあるとはいいがたいのですが，脳卒中やパーキンソン病の既往に加え，うつ症候，身体的不活動，肥満などが報告されています[6]．これらの因子は，認知症のリスク因子と重複しているため[7-9]，MCRを経て認知症へ移行するケースがある一定の割合いると考えられ，その背景を明らかにすることが今後求められています．歩行速度の低下に対しては，認知症の中でもアルツハイマー病にみられるAβの集積や脳萎縮などの脳機能変化と関連していること[10]や白質病変などの血管性病変との関連性[11,12]などが影響を及ぼしていることが考えられており，MCRが特定の疾患や病理的変化に対する応答なのかどうかについては引き続き注視してみていく必要があると考えられます．

MCR の意義

　MCR はシンプルな質問と歩行計測のみで完結するため，測定環境に左右されにくい点，所要時間が短い点，被検者への負担が少ない点を長所として考えられています．認知症の発症リスクを評価するためには，神経心理学的検査を用いた認知機能評価や脳画像検査を行うことが重要ですが，認知機能評価を行う場合，所要時間が比較的長いことや評価方法によっては専門知識が十分に求められることにより，いつでもどこでも実施することは難しいと考えられています．時間や費用をかければ，より詳細なリスク評価が可能になる反面，実施できる人数や環境に制限が出てきます．ですから，MCRのような簡便な評価で1次的にスクリーニングを行い，ある程度対象を絞った上で，認知機能評価や脳画像検査などの詳細な検査を次の段階として実施していくことが望ましいと考えられます．

参考文献
1) Verghese J, et al.: Motoric cognitive risk syndrome: multicountry prevalence and dementia risk. *Neurology*, **83**(8) : 718-726, 2014.
2) Doi T, et al.: Motoric Cognitive Risk Syndrome: Prevalence and Risk Factors in Japanese Seniors. *J Am Med Dir Assoc*, **16**(12) : 1103. e1121-1105, 2015.
3) Doi T, et al.: Motoric Cognitive Risk Syndrome: Association with Incident Dementia and Disability. *J Alzheimers Dis*, **59**(1) : 77-84, 2017.
4) Callisaya ML, et al.: Motoric Cognitive Risk Syndrome and Falls Risk: A Multi-Center Study. *J Alzheimers Dis*, **53**(3) : 1043-1052, 2016.
5) Ayers E, Verghese J: Motoric cognitive risk syndrome and risk of mortality in older adults. *Alzheimers Dement*, **12**(5) : 556-564, 2016.
6) Verghese J, et al.: Motoric cognitive risk syndrome: Multicenter incidence study. *Neurology*, **83**(24) : 2278-2284, 2014.
7) Xu W, et al.: Meta-analysis of modifiable risk factors for Alzheimer's disease. *J Neurol Neurosurg Psychiatry*, **86**(12) : 1299-1306, 2015.
8) Norton S, et al.: Potential for primary prevention of Alzheimer's disease: an analysis of population-based data. *Lancet Neurol*, **13**(8) : 788-794, 2014;
9) Barnes DE, Yaffe K: The projected effect of risk factor reduction on Alzheimer's disease prevalence. *Lancet Neurol*, **10**(9) : 819-828, 2011.
10) Nadkarni NK, et al.: Association of Brain Amyloid-beta With Slow Gait in Elderly Individuals Without Dementia: Influence of Cognition and Apolipoprotein E epsilon4 Genotype. *JAMA neurology*, **74**(1) : 82-90, 2017.
11) de Laat KF, et al.: Cortical thickness is associated with gait disturbances in cerebral small vessel disease. *Neuroimage*, **59**(2) : 1478-1484, 2012.
12) Pinter D, et al.: Impact of small vessel disease in the brain on gait and balance. *Sci Rep*, **7**: 41637, 2017.

土井剛彦　国立長寿医療研究センター老年学・社会科学研究センター

MCR は，認知症のリスク評価方法の一つで，主観的認知機能低下の訴えの聴取と歩行速度の計測だけで完結し，比較的簡便に実施することができます．

II. 認知症の評価・治療

Q24 どのようなときに認知症が疑われますか

認知症で出現する1つ以上の症状(認知機能障害や精神症状による日常生活活動能力低下)が日常的に認められたときに認知症が疑われます

認知症は「生後正常に発達した種々の精神機能が慢性的に減退・消失し,日常生活や社会生活を営めない状態」であり,認知機能(注意,記憶,言語,思考,情動,実行など)の低下,精神症状,日常生活活動能力低下といった症状を呈します.認知症には様々なタイプがありますが,認知症のタイプに特有または共通した認知機能低下や精神症状が1つ以上出現し,日常生活に支障をきたしていると考えられる場合に認知症が疑われます.認知症が疑われるときの多くは日常的に物忘れが目立つようになったことが機会となる傾向があります.例えば,「物忘れが目立つ」,「同じことを何度も言ったり聞いたりする」,「置き忘れやしまい忘れが目立つ」,「物の名前が出てこない」,などのように訴えられる物忘れは記憶機能低下によって生じますが,実際には記憶機能だけではなく,注意機能や言語機能の問題が影響している場合がありますので注意が必要です【表】.また,記憶障害の他にも,時間の見当識障害(日時,月,年,季節がわからない),場所の見当識障害(慣れた場所で道に迷う,家を出たら帰れない),人物に関する見当識障害(周囲の人との関係がわからない),言語障害(会話にそぐわない言葉が出る,言葉の意味を忘れてしまう),実行機能障害(以前はできた料理,買物,書類作成,仕事などに手間取る,計画を立てて作業を進めることが難しい),人格変化(物が見当たらないのは盗られたからだと思い込む,怒りっぽくなる),気分障害(抑うつ症状がある,興味や関心がなくなり活動意欲が低下する,趣味や日課をしなくなる),などといった認知症の代表的な症状の有無や程度を確認します.とくに「これらの症状によって日常生活にどのような支障が生じているか」が重要であり,明らかな認知機能低下のために日常生活に支障をきたすことが認知症を疑う目安になります.

本人または家族などの本人をよく知る情報提供者に対して,認知機能障害や日常生活活動制限の有無や程度について確認します

実際に認知症の疑いについて検討する場合は,①本人,②本人をよく知る情報提供者(家族などの他者),③専門医などの臨床家が,現在に至るまでの病歴や認知機能低下に関する訴えとともに日常生活活動制限の有無や程度について確認します.本人が自覚していない変化について家族が気付いていることが多いため,本人の訴えだけでなく,本人をよく知る家族からの客観的な情報はとても重要です.家族への質問では,具体的にどのようなことがあったかの事例について,家族が認知症の疑いとして気付く代表的な事例を参考にして聴取します[2]).具体的にはp130(Q62)の図1に挙げられている症状などを参照して下さい.認知

表 物忘れの訴え方の例とそれに対応する認知障害　　　　　　　　　　（Heike・他，2009[1]）

記銘力障害 （海馬）	「どうしてここにくるように言われたのかわからない」 「同じ年齢のほかの人に比べて物忘れがひどいとは思わない」 「会話や電話でのことを忘れてしまう」 「（家族が）私の母（もしくは父）が同じことを何度も同じ日に繰り返して言います」 「（家族の訴え）何かを話し合っても，彼女（もしくは彼）は全く覚えていなくて，もう一度話し合っても覚えていません」 「電話の直後に何を誰と話していたか覚えていない」
注意・集中力の問題（白質，前頭葉の遂行機能障害もしくは精神科疾患）	「いろんなところに物を置き忘れる」 「ある部屋に行ってそこで何をしようとしていたか忘れている」 「会話の途中で話しの筋を忘れてしまう」 「言葉を思い出せない．何度も何度も思い出そうとするが，数時間後に突然思い出したりする」 「何かについて話していて，すぐ後にもう一度話そうとしたときに夫は何も覚えていない．でもそのことについてもっと話していくと，大部分は思い出してくる」 「家族が忘れないようにメモに書いておくと覚えられるが，自分ではできない」
非器質的／機能的（ストレス，精神科疾患由来）	最近の問題を長く詳細に患者本人が訴える． 精神的ブロック：「突然小切手の書き方がわからなくなる」 　　　　　　　「カウンターで，自分の名前のサインの仕方がわからなくなった」 　　　　　　　「携帯電話を見ていて，どうやって操作するか思い出せない」
言語	「話していて言葉が思い出せなくなった．ほかの言葉を自分の言いたいことを伝えるために使った」 「会話について行けなくなる」 「会話の流れにそぐわない言葉を使う」 「言語の意味をわすれている」

症の疑いに気付いた場合には，早めに認知症診療の専門医やかかりつけ医に相談することが勧められます．

参考文献
1) Heike Schnolck, 河合　真：「物忘れ」を訴える患者の診察法　記憶障害とそのほかの障害との鑑別．Medicina，**46**(2)：296-299，2009．
2) 和田健二・中島健二：アルツハイマー病における診断と治療のポイント　中核症状について．老年精神医学雑誌，**22**：3-9，2011．

橋立博幸　杏林大学保健学部

A

認知症で出現する1つ以上の症状（認知機能障害や精神症状による日常生活活動能力低下）が日常的に認められたときに認知症が疑われます．認知症の疑いがある場合は，本人または家族などの本人をよく知る情報提供者に確認し，必要に応じて専門医の受診を勧めます．

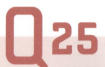

Q25 加齢による物忘れと認知症による記憶障害の違いを教えてください

　一般的に高齢者では，脳の加齢変化によって注意機能や実行機能などとともに記憶機能が低下していきます．高齢期では記憶機能低下の進行に伴って，いわゆる年齢相応の物忘れが出現しやすくなりますが，物忘れのすべてが認知症の症状とはいえません．物忘れに代表される記憶機能の低下の観点で認知症を疑う際には，加齢による物忘れと認知症による記憶障害を区別する必要があります．加齢による物忘れと認知症による記憶障害の主な違いは，①忘れた内容が体験したことの一部か全てか，②病識があるか，③その物忘れのために日常生活に支障をきたしているか，です【表1】．そもそも記憶の過程は，記銘（情報を貯蔵する），保持（記銘された情報を保つ），再生（記銘・保持された情報を想起する）の3段階で構成されます．このうち，加齢による物忘れでは主に再生の機能が低下し，記憶していることを思い出すまでに時間がかかるようになります．経験したこと自体は記憶していますが，その内容を部分的に忘れて思い出せない想起障害が生じますが，手がかりとなるヒントで再生を促すことが可能です．また，自分が忘れたことを自覚し，物忘れによる日常生活の支障はきたしていません．自身の物忘れの体験を自ら訴える人の場合も，物忘れで失敗したという「自身の最近の経験を憶えている」ため，認知症による記憶障害ではないと考えられます．

　一方，認知症による記憶障害では，記憶の初期段階である記銘が低下するため，経験したことは保持されず体験したことの全てを忘れる記銘障害が生じ，ヒントで再生を促すことも

表1 加齢による物忘れと認知症による記憶障害

	加齢による物忘れ	認知症による記憶障害
特徴	経験した物事の一部を忘れる（想起障害） ヒントがあれば思い出せる 物忘れを自覚している 忘れたことを理解できる	経験した物事の全てを忘れる（記銘障害） ヒントがあっても思い出せない 物忘れの自覚が乏しい 忘れたことを理解できない
例	何を食べたか（食事の内容）を忘れたが，食事したことは憶えている 約束した内容を忘れたが，誰と約束したかは覚えている 買物へ行ったときに，うっかり買い忘れる 会った人の名前を忘れたが，その人と会ったことは憶えている 印鑑をどこにしまったか忘れたが，印鑑をしまったことは憶えている	食べたこと（食事したこと自体）を忘れる 約束したこと自体を忘れる 買物に行ったことを忘れ，また買物へ行く その人と会ったこと自体を忘れる 印鑑をしまったこと自体を忘れる
随伴症状	日常生活に支障はない 日付や曜日，場所などを間違える 判断力が低下しない	日常生活に支障がある 日付や曜日，場所などが分からなくなる 判断力が低下する

Ⅱ　認知症の評価・治療

表2　主観的記憶に関する質問　　　　　　　　　　　　　　　　（Shimada et al, 2013 [1]）

以下の質問に対して「はい」「いいえ」のどちらかを○で囲んでください．

質問	回答	
あなたは記憶に関して問題を抱えていますか	はい	いいえ
以前よりも，物を置いた場所を忘れることが多くなりましたか	はい	いいえ
親しい友人，知人の名前を忘れることがありますか	はい	いいえ
周囲の人からわすれっぽくなったといわれることがありますか	はい	いいえ

どれか1つでも「はい」に○をつけた場合には，主観的記憶に対する訴えありと判定する．

困難になります．経験したこと自体を忘れてしまうため，何度も同じことをたずねたり，何度も物品を探してしまったりする行動に繋がります．この記憶障害が徐々に進行すると，1人での外出，買物，金銭や服薬の管理などのより複雑な手段的日常生活活動に支障をきたします．

物忘れの有無と内容について，本人から主観的に，本人をよく知る家族などの情報提供者から客観的に，それぞれ聴取します

　加齢による物忘れと認知症による記憶障害を区別する際には，前述した明らかな記憶障害の有無や内容とともに，記憶障害のために日常生活に支障をきたしているかどうかが重要です．

　本人の物忘れに対する自覚的な訴えや病識が認知症の疑いを判断するための大切な情報になりますので，主観的記憶に関する質問【表2】を用いて本人に聴取します．

参考文献
1) Shimada H, et al.: Combined prevalence of frailty and mild cognitive impairment in a population of elderly Japanese people. *J Am Med Dir Assoc*, **14**(7) : 518-524, 2013.

橋立博幸　杏林大学保健学部

A

加齢による物忘れと認知症による記憶障害の主な違いは，①忘れた内容が体験したことの一部か全てか，②病識があるか，③その物忘れのために日常生活に支障をきたしているか，です．実際には，物忘れの有無と内容について，本人から主観的に，本人をよく知る家族などの情報提供者から客観的に，それぞれ聴取し，物忘れの程度や他の症状の有無から総合的に判断します．

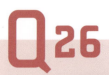

認知症の診断基準について教えてください

　認知症の診断基準の代表的なものには，世界保健機関による国際疾病分類第 10 版（ICD-10），米国国立老化研究所とアルツハイマー協会ワーキンググループ（NIA-AA），米国精神医学会診断統計便覧第 5 版（DSM-5）による診断基準があります．

ICD-10 による認知症の診断基準

　ICD-10 によると認知症は「通常，慢性あるいは進行性の脳疾患によって生じ，記憶，思考，見当識，理解，計算，学習，言語，判断など多数の高次脳機能障害からなる症候群」と定義されています．ICD-10 では，記憶力の低下，その他の領域の認知機能低下により日常生活に支障をきたしていること，このときせん妄などの意識混濁がないことに加え，情緒易変性，易刺激性，無感情，社会的行動の粗雑化のうち 1 つ以上認め，さらに，これらの症状が明らかに 6 か月以上存在する場合に認知症と診断されます[1]．

NIA-AA による認知症の診断基準【表 1】

　2011 年に NIA-AA（National Institute on Aging-Alzheimer's Association workgroup）は，アルツハイマー型認知症だけでなく全ての認知症疾患に対応する診断基準を提唱しています．NIA-AA の診断基準では，記銘記憶障害，実行機能低下，視空間認知障害，言語障害を同等に扱い，さらに行動障害を加え，その中で 2 つ以上の領域の認知機能や行動の障害があること，認知機能障害によって仕事や日常生活に障害があること，せん妄やその他の精神疾患等で説明できない場合に認知症と診断されます．

DSM-5 による認知症の診断基準【表 2】

　DSM-5（米国精神医学会診断統計便覧第 5 版）では「神経認知障害群（Neurocognitive disorders：NCDs）」という疾患概念が用いられ，認知症もこれまでの dementia に代わって major cognitive disorder という新しい用語が用いられています．また，神経認知障害には，認知症（major cognitive disorder）の他に，せん妄（delirium），軽度認知障害（mild neurocognitive disorder）が含まれ，それぞれの診断基準が示されています．DSM-5 では，1 つ以上の領域の認知機能障害があること，認知機能障害によって日常生活に支障が出ること，せん妄やその他の疾患で説明できない場合に，認知症と診断されます．

表1　NIA-AAから推奨された認知症の診断基準　　(McKhann et al, 2011[2])

1. 仕事や日常活動に支障
2. 以前の水準に比べ遂行機能が低下
3. せん妄や精神疾患によらない
4. 認知機能障害は次の組み合わせによって検出・診断される
   (1) 患者あるいは情報提供者からの病歴
   (2) 「ベッドサイド」精神機能評価あるいは神経心理検査
5. 認知機能あるいは行動以上は次の項目のうち少なくとも2領域を含む
   (1) 新しい情報を獲得し，記憶にとどめておく能力の障害
   (2) 推論，複雑な仕事の取扱いの障害や乏しい判断力
   (3) 視空間認知障害
   (4) 言語障害
   (5) 人格，行動あるいは振る舞いの変化

表2　DSM-5による認知症の診断基準　(DSM-5, 2013[3])

A. 1つ以上の認知領域（複雑性注意，実行機能，学習性および記憶，言語，知覚-運動，社会的認知）において，以前の行為水準から有意な認知の低下があるという証拠が以下に基づいている：
   (1) 本人，本人をよく知る情報提供者，または臨床家による，有意な認知機能の低下があったという概念，および
   (2) 標準化された神経心理学的検査によって，それがなければ他の定量化された臨床的評価によって記録された，実質的な認知行為の障害
B. 毎日の活動において，認知欠損が自立を阻害する（すなわち，最低限，請求書を支払う，内服薬を管理するなどの，複雑な手段的日常生活動作に援助を必要とする）
C. その認知欠損は，せん妄の状況でのみ起こるものではない
D. その認知欠損は，他の精神疾患によってうまく説明されない（例：うつ病，統合失調症）

参考文献

1) World Health Organization: International Statistical Classification of Diseases and Related Health problems 10 th Revision. World Health Organization, 1993.
2) McKhann GM, et al.: The diagnosis of dementia due to Alzheimer's disease: Recommendations from the National Institute on Aging-Alzheimer's Association workgroups on diagnostic guidelines for Alzheimer's disease. *Alzheimers Dement*, **7**(3) : 263-269, 2011.
3) American Psychiatric Association: Diagnostic and Statistical manual of Mental Disorders Fifth edition (DSM-5). American psychiatric Publishing, 2013.

杉本大貴，櫻井　孝　　国立長寿医療研究センターもの忘れセンター

A

認知症は，一度正常に発達した認知機能が器質的な脳の障害によって持続性に低下し，日常生活や社会生活に支障をきたすようになった状態であり，このとき，せん妄などの意識障害でないこと，うつ病など他の精神疾患がないことが診断の要件になります．

Q27 認知症の診断に有用な画像検査の種類と特徴的な所見について教えてください

認知症で用いられる画像診断

　認知症の保険診療で用いられる画像診断には，形態画像（CT あるいは MRI）と機能画像（シンチグラフィー）があります【表】．形態画像では主に脳萎縮の部位や血管障害性変化（ラクナ梗塞や白質変化）に注目します．機能画像には，①認知症よって異なる脳血流低下パターンを調べる脳血流シンチ，②レビー小体型認知症（Dementia with Lewy bodies, DLB）や進行性核上性麻痺（Progressive supranuclear palsy, PSP），大脳皮質基底核変性症（Cortico-basal degeneration, CBD）などのパーキンソン病類縁疾患における線条体ドパミン神経障害を調べるドパミントランスポーター SPECT（DaTscan）および，③パーキンソン病や DLB における心臓交感神経終末の機能低下を調べる Meta-iodobenzylguanidine（MIBG）心筋シンチがあります．

それぞれの認知症における画像所見

　認知症において頻度の高いアルツハイマー型認知症（Alzheimer Disease, AD），DLB，前

表　認知症疾患における画像所見

疾患	形態的な異常（CT/MRI）	機能的な異常（シンチグラフィー）
アルツハイマー型認知症（AD）	海馬萎縮 側頭葉内側部の萎縮 頭頂連合野の萎縮	血流低下（後部帯状回，楔前部，側頭頭頂連合野，前頭連合野）
レビー小体型認知症（DLB）	側頭葉から頭頂葉にかけての萎縮 海馬の萎縮は AD よりも軽微	後頭葉の血流低下 MIBG 心筋シンチの集積低下 DaTScan で後部線条体の集積低下（dot sign）
前頭側頭葉型認知症（FTD）	前頭葉萎縮 側頭葉萎縮	前頭葉，側頭葉の血流低下
血管性認知症（VaD）	白質病変，多発梗塞，戦略的重要部位脳梗塞	脳梗塞部，その関連領域の血流低下
進行性核上性麻痺（PSP）	中脳被蓋の萎縮（Humming bird sign）	DaTScan で両側前後部線条体全体の集積低下
大脳皮質基底核変性症（CBD）	片側大脳萎縮	DaTScan で片側前後部線条体の集積低下

頭側頭型認知症（Fronto-temporal dementia, FTD）では，それぞれ機能障害が起こる大脳領域が異なるため，その違いに応じて独特な脳萎縮や脳血流低下部位のパターンがみられます．近年では，3D-SSP（3D Stereotactic Surface Projections）といった統計画像解析ソフトで，脳血流が同年齢層の健常者平均と比較してどれ位低下しているかをカラーマップ表示し診断に役立てることができます．AD では頭頂側頭連合野，後部帯状回，楔前部において，DLB では後頭葉，頭頂側頭連合野において，FTD では前頭葉，側頭葉において血流低下が認められます．FTD はサブタイプとして行動障害型と言語障害型に分類され，言語障害型はさらに，進行性流暢性失語症と意味性認知症に分かれますが，それぞれの障害される部位によって，行動障害型では主に前頭葉に，進行性流暢性失語症では側頭葉に，意味性認知症では側頭葉前部，前頭葉弁外部に主な血流低下がみられます．形態画像では上記の機能（血流）低下部に脳萎縮が認められることが多いので，このような脳血流低下や脳萎縮のパターンの違いがそれぞれの鑑別診断に役立ちます．AD では海馬萎縮が重要ですが，近年は VSRAD（Voxel-Based Specific Regional Analysis System for Alzheimer's Disease）で健常者と比較した海馬萎縮度を数値化して表します．海馬萎縮は AD だけでなく，DLB でもみられますが，AD よりも軽度とされています．

一方，血管性認知症では①多発梗塞性認知症，②戦略的重要部位脳梗塞（strategic infarction），③皮質下血管性認知症に分類されますが，それぞれのタイプによる画像パターンがあります．すなわち，戦略的重要部位とは視床，尾状核頭部などを指します．皮質下血管性認知症では，顕著な大脳白質病変と基底核領域に複数のラクナ梗塞が認められます．血管性認知症では上記の血管障害に相応した部位およびそこ神経線維連絡のある脳領域に脳血流低下や脳萎縮が認められます．3D-SSP では AD や DLB とは異なりまばらで不規則な低下パターンになることが多いです．

パーキンソン病類縁疾患（DLB, PSP, CBD など）の診断では DaTScan が有用です．DLB では線条体後半部（dot sign），PSP では線条体全体，CBD では片側線条体全体というように DaTScan の集積低下パターンが異なるとされています．DLB では心臓交感神経終末障害があるため MIBG 心筋シンチで集積低下が認められます．PSP や CBD では MIBG 心筋シンチで集積低下はみられないので鑑別診断に有用ですが，MIBG 心筋シンチは糖尿病や心筋疾患でも集積低下するので注意が必要です．また，PSP では中脳被蓋の萎縮がみられため，MRI 矢状断で Humming bird sign という特徴的な所見がみられます．CBD では機能低下した線条体と同側大脳の血流低下や萎縮が認められます．これらの画像所見と臨床症状を合わせて診断を行います．

II 認知症の評価・治療

文堂昌彦　国立長寿医療研究センター脳神経外科

認知症の画像診断では，各疾患における機能低下部位において脳萎縮やシンチグラムでの集積低下が認められます．疾患による萎縮や集積低下パターンの違いが診断に役立ちます．

Q28 PET検査について教えてください

ポジトロン断層撮像法（PET）

　PETとは，ポジトロン断層撮像法（positron emission tomography）のことです．ポジトロンは陽電子のことで，陽電子を放出する放射性薬剤が体内でどのように分布するかをイメージングする検査方法です．

　X線CT（コンピュータ断層撮影，computed tomography）やMRI（磁気共鳴画像法，magnetic resonance imaging）が，主として形態や組織の質を画像にする検査であるのに対して，PETは主として機能を画像にする検査です．使用する薬剤を変えることによって，様々な生体の機能を画像にすることができます．

　ポジトロン放出核種には，フッ素18（F-18），窒素13（N-13），炭素11（C-11），酸素15（O-15）などがあります．この核種で標識された薬剤を投与して，その体内分布を撮像します．

PETの原理

　PETの撮影装置にはさまざまな形態のものがありますが，【図1】のように放射線の検出器をリング状に並べ，そのリングを積み重ねた形式のものが現在では最も一般的です．

　薬剤から放出された陽電子は，すぐに消滅して180度対向する方向に，2本の消滅放射線を放出します．この2本の放射線を対向する検出器でとらえた（同時計数）データから，

図1　PET撮像の原理

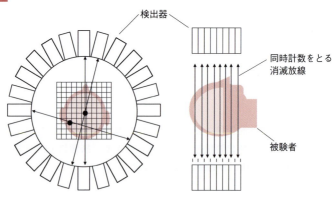

図2 肺癌のFDG PET画像〔全身投影像＋断層像（CTとの重ね合わせ）〕

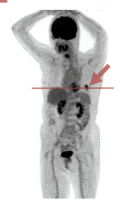
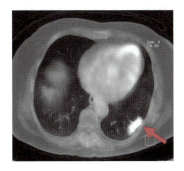

その放射能つまり薬剤の分布を断層像として表します．検出器のリングを積み重ねているので同時に複数の断層をイメージングできますし，さらに被検者を寝かせている検査台を移動させることで，全身を撮像することができます．

PET画像は，他の核医学検査と比較して，高い定量性と分解能を持つといわれています．

PET検査の種類

PET検査で最も検査数が多い薬剤は，フルオロデオキシグルコース（FDG）です．FDGは，ブドウ糖をF-18で標識した薬剤です．癌は，ブドウ糖を多く消費する代表的疾患で，FDG PETは，癌の鑑別，転移，再発の診断に用いられます．【図2】は，肺癌患者の全身PETスキャン投影像と肺癌（矢印）が存在する部位（赤線）でのX線CTと重ね合わせたPET断層像です．なお，脳，心臓，腎臓，膀胱などに，FDGの生理的集積が認められます．

また，脳は，人体の中で最もブドウ糖を利用する臓器です．脳の局所のブドウ糖消費は，その局所のニューロンの活動度を反映するとされています．変性性認知症のように，神経活動度が低下すると，それに応じてブドウ糖消費も低下します．脳内のブドウ糖消費の低下の程度とパターンを画像化することで，変性認知症の鑑別診断と進行度評価に役立ちます．

加藤隆司，木澤　剛，伊藤健吾　国立長寿医療研究センター放射線診療部

PET検査は，ポジトロン（陽電子）を放出する放射性薬剤の体内分布から，形態ではなく機能をイメージングする画像検査です．代表的や薬剤であるFDGは，癌の診断や，脳の研究検査に使われています．

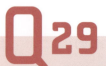

アミロイドイメージングについて教えてください

アミロイド PET とイメージング薬剤

アルツハイマー病（AD）の主要な病理学的変化は，老人斑と神経原線維変化の脳への蓄積です．老人斑の成分であるアミロイドβ蛋白に結合するポジトロン標識の放射性薬剤でイメージングするのが，アミロイド PET（Positron Emission Tomography）です[1]．

2017年9月現在，日本国内で合成装置が薬事承認されているアミロイドイメージング用薬剤は，フロルベタピル，フルテメタモル，フロルベタベンの3つです．これらは，物理的半減期が約110分の F-18 で標識されています．前2剤は，製造販売も承認されており，製薬企業から購入して臨床検査を実施することが可能です．ただし，2018年3月現在，保険償還は認められていません．

これらの他に，PiB は，アミロイドイメージングの事実上の標準を確立した薬剤で，臨床研究の用途では，今なお広く使われています．標識核種が C-11 で物理半減期が約20分と短く，実用用途には適さないとされています．

検査に要する時間は，薬剤ごとに異なっています．なお，いずれの薬剤も，検査前の食事制限はありません．

アミロイド PET 画像

アミロイド PET の陽性／陰性判定は，臨床で使用する場合は，視覚的な読影で行われます．いずれの薬剤も，読影の基本部分は共通しています．

図に示すように，大脳皮質における集積が白質より低い場合を陰性【図a】，皮質の集積度が白質を超える場合【図b】を陽性と判定します．

アミロイド PET の AD 診断上の留意点とアミロイド PET 臨床使用ガイドライン

アミロイド PET を臨床で使用するあたり，二点理解しておくべきことがあります．

第一には，認知症患者のアミロイド PET が陽性であることを以って，AD であると診断することはできない，ということです．陽性の結果は，AD のアミロイド病変が存在することを示します．しかし，認知機能正常者や他の神経学的疾患の患者においても，アミロイド病理が存在することがあり，認知症の原因に直ちに結びつけることはできません．

第二には，認知症患者のアミロイド PET が陰性であれば，AD の病理診断基準を満たすようなアミロイド病理を持つ可能性は低く，認知症の原因が AD である可能性は低いと診

図 アミロイド PET

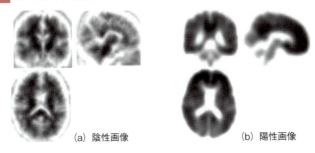

(a) 陰性画像　　　　　　　　(b) 陽性画像

断できます．

アミロイド PET が利用可能となったとしても，臨床症候を適切に評価することが基本であることに変わりはありません．そこにアミロイド PET を含む画像，脳脊髄液などのバイオマーカを組み合わせて診断を進めていくことが必要です．

アミロイド PET 検査が適切に実施し利用されることを目的として，日本核医学会，日本認知症学会，日本神経学会の 3 学会は合同で，アミロイド PET に関する適正使用ガイドラインを出しています[2]．

参考文献
1) Villemagne VL, Rowe CC: Long night's journey into the day: amyloid-β imaging in Alzheimer's disease. *J Alzheimers Dis*, **33**(1): S349–S359, 2013.
2) 日本核医学会・他(編)：アミロイド PET イメージング剤の適正使用ガイドライン　第 2 版．2017．(http://www.jsnm.org/archives/655/)（2018 年 5 月 7 日確認）

加藤隆司，木澤　剛，伊藤健吾　国立長寿医療研究センター放射線診療部

アミロイドイメージングでは，アミロイド β 蛋白に結合する PET 用の放射性薬剤を使って，アルツハイマー病の原因と言われる脳内に蓄積した老人斑を画像化します．

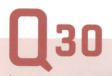

HDS-Rについて教えてください

日本国内でよく用いられている全般的な認知機能検査

　広範囲に亘る認知機能を厳密かつ具体的に評価するためには数多くの問診や検査を実施する必要がありますが，見当識，記憶，言語，構成など全般的な認知機能の障害の有無や程度を1次的に評価する際には，特別な時間・場所・機器・技術がなくとも短時間で実施可能で，より効率的で簡便かつ対象者本人の負担が少ないスクリーニング検査が用いられます．実際に認知症や軽度認知障害の確定診断には身体症状，行動・心理症状，日常生活活動の状況の評価とともに頭部CT/MRIの脳画像検査や髄液検査などといった厳密な精査が必要ですが，一次的に全般的な認知機能の評価をすることで第一段階として認知機能低下の程度や傾向を把握して認知機能障害の有無を判別し，認知症の疑いを早期に検出し次の精査へ繋げることができます．

　全般的な認知機能（global cognitive function）の代表的な評価指標には改訂長谷川式簡易知能評価スケール（revised Hasegawa dementia scale，HDS-R）【表】とmini-mantal state examination（MMSE）があり，認知症の進行や重度化に関する経過の追跡と比較，治療的介入の効果判定，認知症の鑑別診断の補助に活用されています．検査で得られた評価結果は，これまでに報告されてきた基準値，参考値，あるいは対象者の以前の評価結果と比較し，全般的な認知機能の障害の有無や程度を解釈します．

　HDS-Rは全般的な認知機能の評価指標として日本国内でよく用いられている検査です．手足の動作による検査項目は含まれず，全て口頭で回答できるため，手足の運動機能障害の有無に関わらず，口頭でのコミュニケーションができる人には適用できます．設問は，見当識（日時，場所），3単語の記銘と遅延再生，計算，数字の逆唱，物品の記銘と即時再生，語想起に関する全9項目の質問で構成され，各質問項目の得点を確認して30点満点で総得点を算出し，得点が高いほど認知機能が保たれていることを示します．総得点が20点以下である場合は，認知機能低下または認知症の疑いがあると判定されます．

HDS-RやMMSEでは評価方法に注意が必要です

　HDS-RやMMSEのような認知機能検査の結果は，意識，気分，注意，集中，不安，緊張などの要因の影響を受け，画像検査や血液検査とは比較にならないほど被検者の検査に対する取り組み方や態度の影響が大きく反映されます．本人の過去の教養にコンプレックスを持っている人や，専門医に受診することを受容していない人では，医療従事者から認知機能に関する質問をされること自体が苦手で，正当に回答しようとしないこともありえます．本人が質問内容を誤解されていないか，「嫌なのに無理やり病院に連れてこられた」「嫌なのに認知機能検査をさせられている」などと感じられているかどうか，など本人の心理的背景が

表 HDS-R

(加藤伸司・他, 1991[1])

(検査日：　　年　　月　　日)　　(検査者：　　　　　　)

氏名：		生年月日：　　年　　月　　日	年齢：　　歳
性別：男／女	教育年数（年数で記入）：　　年	検査場所	
DIAG：		(備考)	

1	お歳はいくつですか？（2年までの誤差は正解）		0　1
2	今日は何年の何月何日ですか？　何曜日ですか？ (年月日，曜日が正解でそれぞれ1点ずつ)	年 月 日 曜日	0　1 0　1 0　1 0　1
3	私たちがいまいるところはどこですか？（自発的にでれば2点，5秒おいて家ですか？　病院ですか？　施設ですか？　のなかから正しい選択をすれば1点）		0　1　2
4	これから言う3つの言葉を言ってみてください．あとでまた聞きますのでよく覚えておいてください． (以下の系列のいずれか1つで，採用した系列に○印をつけておく) 1：a) 桜　b) 猫　c) 電車　　2：a) 梅　b) 犬　c) 自動車		0　1 0　1 0　1
5	100から7を順番に引いてください．(100-7は?，それからまた7を引くと？　と質問する．最初の答えが不正解の場合，打ち切る)	(93) (86)	0　1 0　1
6	私がこれから言う数字を逆から言ってください．(6-8-2, 3-5-2-9を逆に言ってもらう，3桁逆唱に失敗したら，打ち切る)	2-8-6 9-2-5-3	0　1 0　1
7	先ほど覚えてもらった言葉をもう一度言ってみてください． (自発的に回答があれば各2点，もし回答がない場合以下のヒントを与え正解であれば1点) a) 植物　b) 動物　c) 乗り物		a：0　1　2 b：0　1　2 c：0　1　2
8	これから5つの品物を見せます．それを隠しますのでなにがあったか言ってください．(時計，鍵，タバコ，ペン，硬貨など必ず相互に無関係なもの)		0　1　2 3　4　5
9	知っている野菜の名前をできるだけ多く言ってください． (答えた野菜の名前を右欄に記入する．途中で詰まり，約10秒間待っても答えない場合にはそこで打ち切る) 0～5=0点，6=1点，7=2点，8=3点，9=4点，10=5点		0　1　2 3　4　5
		合計得点：	

検査結果に影響を及ぼす可能性を考慮するとともに，被検者が質問の意味を理解できるように質問を伝える配慮が必要です．

参考文献
1) 加藤伸司・他：改訂長谷川式簡易知能評価スケール (HDS-R) の作成．老年精神医学雑誌，**2**(11)：1339-1347，1991．

A

橋立博幸　杏林大学保健学部

認知機能の評価指標は数多く提唱されていますが，全般的な認知機能に関する代表的な評価指標として改訂長谷川式簡易知能評価スケール (HDS-R) と mini-mantal state examination があります．HDS-R は日本国内でよく用いられる認知機能検査です．

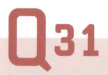

MMSEについて教えてください

国際的に最も頻繁に用いられている全般的な認知機能検査

　MMSEは全般的な認知機能の評価指標として国際的に最も頻繁に用いられている検査です【表】．HDS-Rと類似した設問が多いですが，紙を折って検者に渡す，文章を書いたり図形を描いたりする課題が含まれているため，手足の運動機能障害の有無に関わらず，口頭でのコミュニケーションができる人には適用できます．設問は，見当識（日時，場所），記銘，計算，想起，呼称，復唱，三段階命令，読解，書字，構成に関する全11項目の設問で構成され，各質問項目の得点を確認して30点満点で総得点を算出し，得点が高いほど認知機能が保たれていることを示します．総得点が23点以下である場合は，認知機能低下または認知症の疑いがある，と判定されます．

HDS-RやMMSEでは結果の解釈に注意が必要です

　HDS-RやMMSEの検査結果を解釈する際に，総得点を基準値と比較して認知症の疑いを判断することが多いですが，この検査の成績が低いことで直ちに認知症と診断されることはありません．これらの検査の総得点はあくまでも認知機能低下や認知症の疑いの有無や程度を判断する際の参考として解釈します．一方で，HDS-RやMMSEの成績が良好であったとしても，認知機能低下や認知症の疑いがある人もいます．とくに，教育歴が長い人では軽度の認知機能障害や認知症があっても良好な成績になることがあり，検査結果は年齢や教育歴の影響を考慮する必要があります．教育歴が長い人，抑うつ気分がある人，心気的性格の人では，物忘れを訴えやすい傾向があります．また，これらの検査は記憶機能を調べる項目の割合が多いため，記憶障害を伴いやすい認知症（アルツハイマー型認知症など）では認知機能低下を感度良く検出できますが，記憶障害が重度でない認知症（レビー小体型認知症や前頭側頭型認知症など）では認知機能低下を十分に検出できない場合があります．HDS-RやMMSEのようなスクリーニング検査の成績とともに他の症状の有無や程度と併せて認知症の疑いがあるかないかを判断することが必要ですし，より確実な判断をするためには専門医による精査と診断が必要であることに留意しましょう．

参考文献

1) Folstein MF, et al.: "Mini-mental state". A practical method for grading the cognitive state of patients for the clinician. *J Psychiatr Res*, **12**(3): 189-198, 1975.
2) 橋本竜作・森　悦朗：認知症診療に用いられる評価法と認知機能検査各論　Mini-Mental State Examination（MMSE）．日本臨床，**69**（増刊号8）：398-402, 2011.

表　mini-mantal state examination　　　　　　　　　　（Folstein et al, 1975[1]）

検査日：　　年　月　日（　）曜日　　　　検査者：
患者名：　　　　　　　　　男・女　　生年月日：　　年　月　日（満　才）

	質問内容	反応	得点
時間の見当識	今年は何年ですか． 今の季節は何ですか． 今日は何月何日ですか． 今日は何曜日ですか．	年 季節 月 日 曜日	0　1 0　1 0　1 0　1 0　1
場所の見当識	ここは，なに県，なに市ですか． ここは，なに病院ですか． ここは，何階ですか． ここは，なに地方ですか．	県 市 病院 階 地方	0　1 0　1 0　1 0　1 0　1
記銘	これから3つの言葉を言います．私が言い終わったら，その3つを答えてもらいますので，覚えてください． （1秒1語ずつ言葉を言う．すべて覚えるまで最大6回繰り返す） 　1：梅　2：キツネ　3：自転車		0 1 2 3
注意と計算	100から7を引いてください．そして，その答えからまた7を引いてください．これを続けて100から7ずつ数を引いて，数を少なくしていってください．（93-86-79-72-65）		0　1 2　3 4　5
想起	＊記銘してから5分後に聞く 先ほど覚えた3つの言葉を思い出してください．		0 1 2 3
呼称	（時計を見せながら）これは何ですか （鉛筆を見せながら）これは何ですか		0　1 0　1
復唱	短い文を言いますので「はい」と言ったら，私が言ったとおりに文を繰り返して下さい．よく聞いて下さい． 「みんなで，力を合わせて綱を引きます」		0　1
三段階命令	（大小の紙をおいて）これから言うとおりにして下さい． 「①小さい方の紙をとり，②半分に折って，③大きい紙の下に入れてください」		0 1 2 3
読解	短い文が書かれた紙をお見せします．それを読んで，書いてある指示どおりにして下さい． （「眼を閉じてください」と書かれた紙を見せる）		0　1
書字	（鉛筆と紙を渡して）なにか文を書いてください．		0　1
構成	この図形を真似して，描いてください （五角形が一部重なった図形が印刷された紙を渡す）		0　1

橋立博幸　杏林大学保健学部

A

mini-mantal state examination（MMSE）は全般的な認知機能に関する代表的な評価指標です．有用なスクリーニング検査ですが，結果の解釈に留意が必要です．

Q32 記憶の検査方法について教えてください

記憶の種類

　記憶とは，新しい情報を取り込み（記銘），取り込んだ情報を保存し（保持），保存された情報を取り出す（想起）過程をいいます．記憶の障害は日常の多くの場面で支障をきたします．したがって，認知症を始めとするさまざまな高次脳機能障害の臨床において，記憶の状態を評価することは，患者が直面している問題を解決するためにとても重要です．

　人の記憶にはさまざまな種類があります【図1】．まず，短期記憶と長期記憶に大別されます．短期記憶は通常20〜30秒以内の短時間，記憶を保持する能力で，例えば電話をかけるまで番号を覚えておくような場合です．長期記憶はそれ以上の長期間にわたり記憶を保持する能力で，非陳述記憶と陳述記憶の2つに分けられます．非陳述記憶とは，言葉で表わすことが難しい記憶です．箸やスプーンを使ったり自動車の運転を運転したりといった行為として表現される手続きに関する記憶や，以前に取り入れた情報がそのあとの情報に影響を与えるプライミング記憶が含まれます．一方，陳述記憶とは言葉やイメージとして内容を思い出して言葉で表すことのできる記憶です．陳述記憶はさらに，社会や文化において共有されている知識や概念に関する意味記憶と，日常生活の中で私たちが経験する具体的な出来事に関するエピソード記憶に分類されます．

記憶の検査方法

　認知症を診断する際には，記憶障害の程度や内容を把握することが不可欠です．そのため，認知症診療で用いる検査には，必ず記憶検査が含まれています．例えば，認知症のスクリーニング検査であるMMSE（Mini-Mental State Examination：Q31参照）[1]には，3つの言葉を覚えて（記銘），別の課題を行い，数分後に思い出す（想起）能力を調べる項目があり

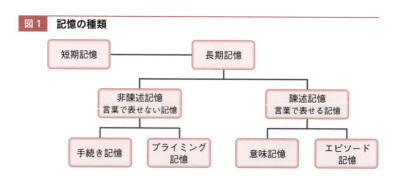

図1　記憶の種類

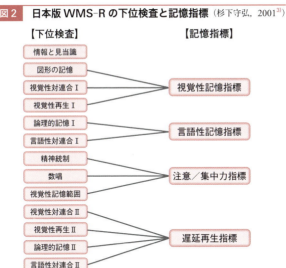

図2 日本版WMS-Rの下位検査と記憶指標（杉下守弘, 2001[3]）

ます．また，認知症の重症度を評価するための臨床認知症評定法（CDR-J：Q9参照）[2]には，最近の出来事についてなどの患者の記憶の状態について，情報提供者及び患者本人に問う項目が多く含まれています．

一方，記憶を総合的に測定する検査としては，13の下位検査からなる日本版ウェクスラー記憶検査改訂版（WMS-R）[3]があります．日本版WMS-Rでは被検者の記憶に関する4つの記憶指標を算出することができ【図2】，これらの指標を比較して，どのような側面の記憶がより低下しているかについて，詳細に検討することが可能です．また，アルツハイマー型認知症においてエピソード記憶の障害が顕著であることがわかっていることから，認知症診療にあたっては，2つの物語を聞き，別の課題を行った後にそれら2つの物語を思い出させる'論理的記憶Ⅱ'の課題が有用であるともいわれています．

参考文献

1) Folstein MF, et al.: "Mini-mental state". A practical method for grading the cognitive state of patients for the clinician. J Psychiatr Res, **12**(3)：189-198, 1975.
2) 杉下守弘・他：認知症診療に用いられる評価法と認知機能検査各論 Clinical Dementia Rating (CDR). 日本臨床, **69**（増刊号8）：413-417, 2011.
3) Wechsler D（原著）／杉下守弘（訳）：日本版ウエクスラー記憶検査法 WMS-R. 日本文化科学社, 2001.

A

西田裕紀子　国立長寿医療研究センター老年学・社会科学研究センター

記憶検査にはさまざまな種類があります．適切な記憶検査を選択して記憶の状態を評価することは，認知症の進行の程度を知るためにも，日常の問題解決のためにも重要です．

Q33 注意機能や実行機能の評価方法について教えてください

注意機能，実行機能とは

　注意機能とは，外界にある刺激に対して適切に注意を向ける能力のことです．私たちが自動車を運転する場面を思い浮かべてみましょう．安全に運転するためには，前を走る車や左右の車，後続車，信号，歩行者，同乗者などのさまざまな情報に対して，選択的にあるいは持続的に注意を向けることが必要になります．このように複数の情報があふれているときにその中から選択的に注意を向けることを選択的注意といいます．また，ひとつのことに注意力や集中力を持続させることを持続的注意といいます．

　一方，実行機能（遂行機能ともいいます）は，目的のある一連の行動を実行するために必要な，計画・実行・調整能力などを含む，高次で複雑な認知機能を意味します．例えば，料理をするとき，(1) 目標を設定し（豆腐とワカメの味噌汁を作ろう），(2) 計画を立案し（鍋に湯を沸かして出汁を取って豆腐を切って乾燥ワカメを水に浸すという手順で進めよう），(3) 上記の計画を実行し，(4) 行動を調整する（火加減を調整し，味見をする）ための能力です．実行機能の障害が生じると，目標を決めて，計画を立てて実行し，その結果に基づいて行動することが困難になります．これらの能力の障害は，認知症の中核的な症状です．

注意機能，実行機能の検査方法

　注意機能，実行機能の代表的な検査をいくつか示します．ストループ検査[1]は，緑色で書かれた「赤」という文字を「みどり」と答えることが要求されるような検査で，注意を引きつけやすい情報への反応を抑制し，指示されたことに注意を向けて課題を遂行できるかどうか（主に選択的注意）を評価します．ウィスコンシン・カード分類検査[2]は，新しい情報を照合しながらできるだけ少ない試行錯誤で新しいセットに転換できるかを調べる検査で，状況の変化に直面した際の柔軟さから実行機能を評価します．Trail Making Test[3]は，【図】のような2つのパートからなり，実行機能及び選択的，持続的注意の検査としてよく利用されています．Part A では1から始まる数字をいかに早く順にむすべるか，Part B は仮名と数字の2つの異なるパターンをいかに早く順に交互にむすべるかを測定します．Behavioral Assessment of the Dysexecutive Syndrome（BADS）[4]，Frontal Assessment Battery（FAB）[5]はともに，実行機能の様々な側面を多面的，包括的に評価するために複数の検査項目から構成されている検査です．

　加えて，注意機能や実行機能の障害の有無を評価するには，日常生活や社会生活における行動パターンの変化などについての情報がとても重要です．例えば，問診や臨床場面のコミュニケーションにおいて，料理，銀行での手続き，家の掃除などを支障なく行うことがで

| 図　Trail Making Test | （Hashimoto et al, 2006[3]）より架空例を作成） |

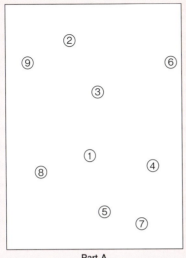
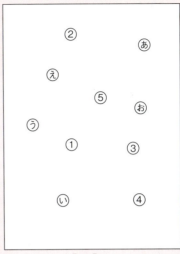

Part A　　　　　　　　　Part B

きているかを確認します．また，「今後どのような旅行がしてみたいですか」などの解答がないような質問をして，その回答の計画性や実現性から機能を評価することも有用です．

参考文献

1) Stuss DT, et al.: Stroop performance in focal lesion patients: dissociation of processes and frontal lobe lesion location. *Neuropsychologia*, **39**(8)：771-786, 2001.
2) 鹿島春雄・他：慢性分裂病の前頭葉機能に関する神経心理学的検討　Wisconsin Card Sorting Test新修正法による検討．臨床精神医学，**14**：1479-1489，1985.
3) Hashimoto R, et al.: Effect of age and education on the Trail Making Test and determination of normative data for Japanese elderly people: the Tajiri Project. *Psychiatry Clin Neurosci*, **60**(4)：422-428, 2006.
4) 鹿島春雄（監訳）：BADS 遂行機能障害症候群の行動評価　日本版．新興医学出版，2003.
5) Kugo A, et al.: Japanese version of the Frontal Assessment Battery for dementia. *Psychiatry research*, **153**(1)：69-75, 2007.

西田裕紀子　国立長寿医療研究センター老年学・社会科学研究センター

A 注意機能とは外界にある多くの刺激に対して適切に注意を向ける機能，実行機能とは目的のある一連の行動を実行するために必要な機能のことです．日々の臨床場面の観察から情報を得るとともに，適切な検査を用いてこれらの能力を評価することが有効です．

Q34 認知症治療薬の歴史と今後の見通しについて教えてください

これまでの歴史について

　アルツハイマー病における治療薬として最も一般的に用いられているアリセプト（ドネペジル）は，当時から知られていたタクリンやリバスチグミンなどのコリンエステラーゼ阻害剤の薬物動態や肝毒性，標的選択性を向上させることを目的に1980年代にエーザイの杉本八郎博士らによって開発され，1996年にアメリカ，1999年に日本で承認されました．それらコリンエステラーゼ阻害剤は，アルツハイマー病において機能不全に陥っているとされるコリン作動性神経を働かせるのに必要なアセチルコリンの量を増やすことにより，神経の機能を改善させ，認知症の改善を行います．また，NMDA受容体の拮抗という異なる作用機序を持つメマンチンは，1960年代に糖尿病治療薬として開発され頓挫していましたが，その後その中枢効果に着目され，認知症治療薬として1989年にドイツで承認されました．この薬剤にNMDA受容体阻害作用があることがわかったのは臨床試験の最中です．メマンチンはアルツハイマー病で亢進しているとされるグルタミン酸による神経毒性を抑えることで，神経を保護し，認知症の改善を行います．日本では2011年に承認されています．
　そのような，認知症の症状を改善させる薬が現実に使われている一方で，アルツハイマー病の病態機序の解明が進み，アミロイドβやタウというタンパクが脳内で蓄積することが病気の原因ではないかと考えられるようになってきました．そこで，その原因物質を抑える作用を有するような治療薬が2000年以降から検討されてきました．その一つとして，アミロイドβを抗原とした能動免疫療法が動物実験の結果から大いに期待され，臨床試験が行われましたが，脳炎が生じ，それが原因で亡くなる被験者も出たため，中止されました[1]．そこで現在は，抗アミロイドβ抗体の直接投与による受動免疫療法が検討されてはいますが，認知機能改善効果が十分に認められない，ARIAと呼ばれる脳炎に似た所見が認められるなどの理由で，いくつかの抗体の臨床試験は頓挫しており，特徴あるエピトープを持つ抗体や，病気の早期に介入する臨床試験が行われています．また他にも，アミロイドβ前駆体タンパク（APP）を切断し，アミロイドβ産生を担うγセクレターゼへの阻害剤が2000年代に多く検討されましたが，アルツハイマー病患者への治療効果は乏しいと頓挫し，2017年現在ではγセクレターゼの一つ手前の切断を担うBACE1の阻害剤が，アミロイドβ産生抑制という点での主流となっています[2]．

今後の見通しについて

　アミロイドβはアルツハイマー病の発症前から脳内には相当数蓄積していることがわかっていましたが，臨床試験の失敗もあり，現在ではアミロイドβを標的とするには症状が出て

表 認知症（アルツハイマー病）治療薬の対症療法薬，根本治療薬としての分類

	説明	例
対症療法薬	症状を改善するが，原因は残されており，病気自体は進行する．	コリンエステラーゼ阻害薬 NMDA 受容体拮抗薬
根本治療薬	病気の原因そのものを抑えることで，病気自体の進行を抑える．	いくつか候補はあるが，まだ実現はしていない

図 根本治療薬の実現にむけた今後の見通し

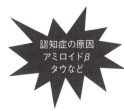

からでは遅すぎるという考えが通説となっています．そこで製薬企業や研究者はより早期の介入を目指し，アミロイドβ陽性の軽度認知障害や，発症することが予想される遺伝性のアルツハイマー病家系の保因者を対象とした介入試験を行っています．しかしながら実際により早期の介入が必要であることがわかった場合，遺伝子変異を持たない膨大な健常人からどのように将来的な発症リスク保因者を同定し，早期介入を行っていくのかが，今後の課題になると思われます．予防的に治療薬を飲み続けるのであれば，医療経済的には安価である必要があるだろうし，アミロイドβやタウの陽性度を反映できる，脳脊髄液検査よりも簡便な血中検査法の開発や，安価なイメージング技術の開発も求められるでしょう．もちろん，失敗を繰り返さないためにも，病気の機序のより正確な理解も必要でしょう．また前頭葉側頭葉認知症などのその他の認知症についても，近年判明してきた原因遺伝子を標的とした根本治療薬が実現していくのではと予想されます【表】，【図】．

参考文献
1) Nicoll JA, et al.: Neuropathology of human Alzheimer disease after immunization with amyloid-beta peptide: a case report. *Nat Med*, **9**(4) : 448-452, 2017.
2) Cummings J, et al.: Alzheimer's disease drug development pipeline: 2017. *Alzheimers Dement*, **3**(3) : 367-384, 2017.

篠原　充　国立長寿医療研究センター認知症先進医療開発センター

A これまでの認知症治療薬は，症状を緩和させることが期待される物質や経路に着目し開発されてきました．今後は，症状を引き起こしている原因そのものを抑える根本治療薬が，解決すべき課題は残るものの，徐々にではあるが実現していくのではと予想されます．

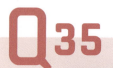

認知症治療薬の種類と効用・副作用について教えてください

　現在，アルツハイマー型認知症の治療薬として保険適応があるものは4種類あります【表】．作用機序からは，アセチルコリンエステラーゼ阻害剤，NMDA受容体チャネル阻害剤などに分類されます．適応となる認知症病期では，ドネペジルは軽度から高度まで，メマンチンは中等度から高度における使用が推奨されています．

　アセチルコリンエステラーゼ阻害剤の効用としては，①脳内アセチルコリン量を増加させ，脳内コリン作動性神経機能を活発にすることによって，②意欲低下や自発性低下の改善

表　アルツハイマー型認知症の治療薬　　（認知症ケアガイドブック，2016[1]）を参考に作成）

	ドネペジル	ガランタミン	リバスチグミン	メマンチン
作用機序	AChE 阻害*	AChE 阻害 APL 作用**	AChE 阻害 BchE 阻害***	NMDA 受容体阻害****
注意する併存疾患	心臓伝導障害（洞不全症候群など） 消化性潰瘍 気管支喘息，慢性閉塞性肺疾患 てんかん 錐体外路症状（パーキンソン病等）			腎機能障害 てんかん
適応病名	AD/DLB	AD	AD	AD
投与量（mg/日）	3〜10	8〜24	4.5〜18	5〜20
用法（回/日）	1	2	1	1
半減期（時間）	70〜80	5〜7	2〜3	50〜70
漸増方法	3 mg/日から開始し，1〜2週間後に5 mg/日に増量する．高度のアルツハイマー型認知症患者には，5 mg/日で4週間以上経過後，10 mg/日に増量する．	8 mg/日から開始し，4週間後に16 mg/日に増量する．症状に応じて24 mg/日まで増量できるが，増量する場合は変更前の用量で4週間以上投与後に増量する．	4.5 mg/日から開始し，原則として4週毎に4.5 mgずつ増量し，維持量として18 mg/日を貼付する．患者の状態に応じて，9 mg/日を開始用量とし，原則として4週後に18 mg/日に増量も可能．	5 mg/日から開始し，1週間に5 mgずつ増量し，維持量として20 mg/日を投与する．

*　　Acetylcholinesterase 作用（アセチルコリンエステラーゼを阻害してアセチルコリン分解を抑制する）
**　 Allosteric potentiating ligand 作用（ニコチン性アセチルコリン受容体の立体構造を変化させて受容体の感受性を高める）
***　Butyrylcholine esterase 阻害（ブチリルコリンエステラーゼを阻害してアセチルコリン分解を抑制する）
**** N-methyl-D-aspartic acid 受容体

効果が期待できる，③レビー小体型認知症の精神変動を整える，などがあります．また，NMDA 受容体チャネル阻害剤の効用としては，①脳の興奮性神経伝達物質（グルタミン酸）の受容体である NMDA 受容体を阻害することで神経細胞の傷害を抑制し，②認知症の中核症状（言語，注意，実行，視空間認識などの能力悪化）や，③周辺症状（徘徊，無目的な行動，不適切な行動，攻撃性，不穏など）を抑制する作用があります．

主な副作用としては，①ドネペジルには，嘔気・下痢・食欲不振などの消化器症状や易怒性，②メマンチンには，めまい・ふらつきや便秘，などが挙げられます．その他，重大な副作用として，けいれん，意識消失，失神などがあり注意が必要です．また，③貼付薬であるリバスチグミンの副作用には，紅斑・浮腫・掻痒などの皮膚症状も挙げられます．

レビー小体型認知症に対して保険適応のある薬剤は現時点ではドネペジルしかありません．レビー小体型認知症については，治療薬に過敏に反応し副作用のリスクが高い「薬剤過敏性」の問題があり，ドネペジルの投与量に注意すべきという意見と，きちんと投与量を維持することでよい経過をたどる[2]という意見があります．

現在治験中の新規抗認知症薬として，①アミロイドベータ（Aβ）に対する抗体薬（Aducanumab）があります．これは，アルツハイマー病の進行に関与する脳内の Aβ 量を減少させ，アルツハイマー病による認知症の発症を抑制させる可能性があります．また，② BASE 阻害剤（β サイト切断酵素阻害剤）は Aβ 産生の律速酵素である BACE を阻害することで，Aβ 産生を抑制し，脳内 Aβ の凝集，その後のアミロイドプラーク（老人斑）の形成を減少させる可能性があります．

参考文献
1) 日本看護協会（編）：認知症ケアガイドブック．照林社，2016．
2) Mori E, et al.: Increased plasma donepezil concentration improves cognitive function in patients with dementia with Lewy bodies: An exploratory pharmacokinetic/pharmacodynamic analysis in a phase 3 randomized controlled trial. *J Neurol Sci*, **366** : 184-190. 2016.

佐治直樹　国立長寿医療研究センターもの忘れセンター

A

アルツハイマー病認知症には，①アセチルコリンエステラーゼ阻害剤と② NMDA 受容体チャネル阻害剤など 4 種類の治療薬が用いられます．いずれも投与量や投与回数，副作用情報などを熟知しておくことが肝要です．

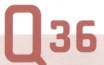

Q36 BPSDに対する薬物療法について教えてください

認知症の増悪や経過に伴い，行動・心理症状（BPSD：Behavioral and Psychological Symptoms of Dementia）が出現することがあります．発症要因は，①認知症の中核症状，②さまざまな身体症状，③孤立や不安などの精神状況，④不適切な環境やケアなどの外的要因，⑤睡眠や生活リズムの乱れなど，多岐にわたります．そのため，①身体疾患の有無（脳血管障害，感染症，脱水，便秘など），②薬物の副作用や急激な中断，③不適切な環境やケア，④騒音，などの有無をチェックし，⑤介護サービスの利用，⑥薬物療法，などの対策をとります．

薬物療法の場合，BPSDを過活動症状と低活動症状に区分して薬剤を選択します．認知症の中核症状に使用するドネペジルやメマンチンも，BPSDへの効果が期待できます．他には，抑肝散などの漢方薬や抗精神病薬，抗うつ薬などが使用されます【表1】．抗精神病薬には，定型抗精神病薬，非定型抗精神病薬があります．定型抗精神病薬（ハロペリドール）は，強い抗幻覚・妄想効果があり，錐体外路症状などの副作用が問題になります．そのため，ドパミン神経系の遮断作用が比較的少ない非定型抗精神病薬である，①セロトニン・ドパミン遮断薬（リスペリドン，ペロスピロン），②多元受容体作用薬（オランザピン，クエチアピン），③ドパミン部分作動薬（アリピプラゾール）が選択されることになります【表2】．これらの薬剤の副作用として，錐体外路系の急性症状（パーキンソニズム，アカシジア，ジストニ

表1　BPSDに用いられる薬剤と効果　（認知症の治療・ケアガイド，2012[1]を参考に作成）

		過活動症状			低活動症状		
		幻覚・妄想	不安・焦燥	易怒性	意欲低下	自発性低下	抑うつ
認知症治療薬	ドネペジル（アリセプト®） ガランタミン（レミニール®） リバスチグミン（リバスタッチ®）				●	●	
	メマンチン（メマリー®）		●	●			
抗精神病薬	リスペリドン（リスパダール®） クエチアピン（セロクエル®）	●	●	●			
抗うつ薬	パロキセチン（パキシル®） エスシタロプラム（レクサプロ®）				●	●	●
	ミルナシプラン（トレドミン®） デュロキセチン（サインバルタ®）				●	●	●
漢方薬	抑肝散	●	●	●			

表2　BPSDに用いられる抗精神病薬とその特徴

(かかりつけ医のためのBPSDに対応する向精神薬使用ガイドライン，2013[2])を参考に作成)

薬剤名	特徴	注意点	禁忌	半減期(時間)	用量(mg/日)※
リスペリドン(リスパダール®)	持続的なドパミン遮断　糖尿病合併例では第一選択	起立性低血圧に注意．DLBではパーキンソン症状悪化の恐れあり	昏睡状態　アドレナリン投与中	20〜24	0.5〜2
ペロスピロン(ルーラン®)	抗不安，抗うつ作用　セロトニン遮断作用が強い	眠前薬として使用できる．	糖尿病(慎重投与)	α1〜3　β5〜8	4〜12
クエチアピン(セロクエル®)	鎮静，催眠作用が強い　錐体外路症状が少ない	DLBでは第一選択　体重増加・脂質異常	糖尿病	6〜7	25〜100
オランザピン(ジプレキサ®)	錐体外路症状が少ない　抗コリン作用に注意	眠前薬としては用いない．体重増加・脂質異常	糖尿病	22〜35	2.5〜10
アリピプラゾール(エビリファイ®)	ドパミン系安定化　代謝系副作用，鎮静・催眠作用が少ない	眠前薬としては用いない．	糖尿病(慎重投与)	47〜68	3〜9

ア)や遅発性症状（ジスキネジア）に注意します．

　不眠に対して睡眠導入剤を用いることがありますが，高齢者には，ベンゾジアゼピン系薬物を選択せず，非ベンゾジアゼピン系（マイスリー，ゾピクロン）やメラトニン受容体作動薬（ロゼレム），オレキシン受容体拮抗薬（ベルソムラ）を用いることが多いようです．睡眠導入剤には，筋弛緩作用や転倒リスクを伴う場合もあり，新規投与開始時にはこれらの点にも要注意です．

参考文献
1) 古田勝経（編）：認知症の治療・ケアガイド．じほう，2012．
2) 認知症に対するかかりつけ医の向精神薬使用の適正化に関する調査研究班：かかりつけ医のためのBPSDに対応する向精神薬使用ガイドライン　第2版，厚生労働省，2013．

佐治直樹　国立長寿医療研究センターもの忘れセンター

A
BPSDの治療には，認知症治療薬，漢方薬，抗精神病薬，抗うつ薬，睡眠導入剤などを病状に応じて使い分けます．投与禁忌や投与量，副作用リスクなどを熟知しておくことが肝要です．

III. 認知症のリハビリテーション・ケア

Q37 認知症の重症度を判断するポイントを教えてください

認知症の重症度を判断するには，認知機能・日常生活活動（ADL：Activities of Daily Living）・行動心理症状（BPSD：behavioral and psychological symptoms of dementia）などを総合的に捉えて判断することが重要です．

認知症とは精神機能・認知機能の低下により日常生活と社会生活に支障をきたした状態をいい，その"状態"を正確に捉えることが，認知症の重症度を判断するポイントとなります．認知症の評価には，脳画像検査や問診に加え，認知機能評価，ADL評価を行います．評価には，評価指標（検査）を使用する方法や，特徴的な症状や状態から判断する方法があります．

評価指標の使用

質問形式のものと，観察にて評価を行うものがあります．認知症患者は，自己の病態を軽視する傾向があり[1]，介護者からの客観的な情報と合わせて判断する必要があります．また，多種多様な症状を呈する認知症においては，複数の評価を組み合わせることが重要です．

【認知機能】

スクリーニング目的で実施される検査と特定の機能を評価にするのに特化した評価が存在します．簡便で広範な認知機能を評価する代表的なものに，Mini-Mental State Examination（MMSE）や改定 長谷川式簡易知能評価スケール（HDS-R）などがあげられます．これらは，得点の変化で症状の変化をみることが可能です．

【生活機能・BPSD】

日常生活動作を観察や，介護者の情報により判断します．初期には，ADLやIADL（Instrumental Activities of Daily Living）の質の評価も重要です．BPSDは，妄想，幻覚，興奮，うつ，不安，多幸，無感情，脱抑制，易刺激性，異常行動[2]等を観察し，頻度や程度，時間帯，介護負担に注目することで重症度を捉えることができます．

特徴的な症状から判断

認知症は進行疾患であり，障害される脳機能の程度により，その症状は変化します．症状の進行とともに，介護負担感に繋がる要素も変化します【図】．

【認知症初期】

物忘れが目立つようになります．本人が変化に気づくことで取り繕い行動がみられるようになります．この段階では，ADLは自立しており，金銭管理や服薬管理が困難になるなど[4]，IADLの障害が主症状となります．身体機能は良好なことが多く，また，慣れ親しんだ活動は継続が可能です．

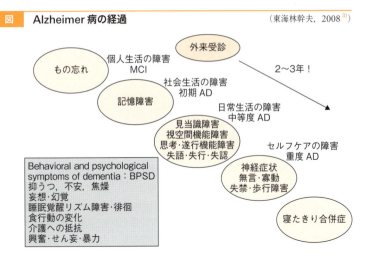

図　Alzheimer病の経過　　　　　　　　　　　　　（東海林幹夫，2008[3]）

【認知症中等度】

　見当識障害が著明となります．会話では，喚語困難が目立ち，意図を汲み取りにくくなります．ADLにおいても，遂行機能障害や失行・失認により，日常生活物品の使用方法の誤り，入浴・更衣・動作等の複雑な活動に介助が必要になります．

【認知症重度】

　嚥下障害や運動障害が出現し会話やセルフケアも困難となります．この頃になると，BPSDは目立たなくなり，身体的介助が主となります．しかし，快不快の感情や人の表情の理解などは保たれるとされ[5]，人として尊重しケアに当たることが求められます．

参考文献

1) 山口晴保：認知症の本質を知り，リハビリテーションに活かす．Monthly book medical rehabilitation, **164**：1-7, 2013.
2) Cummings JL, et al.: The Neuropsychiatric Inventory: comprehensive assessment of psychopathology in dementia. Neurology, **44**(12)：2308-2314, 1994.
3) 東海林幹夫：認知症の臨床と病態．臨床神経学, **48**(7)：467-475, 2008.
4) 町田綾子・他：手段的日常生活動作を用いた軽度認知症スクリーニング項目の検討．日本老年医学会雑誌, **50**(2)：266-267, 2013.
5) 白井はる奈・白井壮一：介入者の表情が認知症高齢者の表情に与える影響　スマイルスキャンを用いた分析．保健医療技術学部論集, **5**：13-19, 2011.

植田郁恵　国立長寿医療研究センターリハビリテーション科部

多彩な症状を呈する認知症は，生活機能，認知機能，社会的背景などを多角的に捉え総合的に重症度を判断することが大切です．重症度に合わせた個別のケアを充実させ生活の質の向上を目的に介入することが最も重要です．

Q38 BPSDの概要とその対応について教えてください

BPSDは,「周辺症状」を整理した概念です

　認知症の「周辺症状」には,対応に困る厄介な症状という偏見や鑑別を要する「せん妄」が含まれるなどしたため,1996年に国際老年精神医学会(IPA)によってBPSDが提唱されました.BPSD(Behavioral and Psychological Symptoms of Dementia)は,認知症の行動心理症状と訳され,「認知症患者にしばしば出現する知覚や思考内容,気分あるいは行動障害の症状」[1]をあらわします.BPSDは心理症状と行動症状に大別され,心理症状としては妄想,抑うつ,幻覚,不眠,不安,誤認,行動症状としては身体攻撃性,徘徊,不穏,焦燥,部屋の中を行ったり来たりする,社会通念上不適切な行動,性的逸脱行動,叫声,泣き叫ぶ,ののしる,繰り返しの質問,つきまとい,アパシーが挙げられます[1].

　BPSDの出現頻度は調査によって差はありますが,60～80%以上とする報告が多く,数年以上にわたり持続することが多いといわれています[1].また,入院・入所の誘因となり,入院・入所期間の長期化,家族の負担感の増加,本人のQOLの低下,生活機能障害の増大など大きな影響を与える[2]ため,BPSDに対する対応は重要です.

　BPSDの評価[1]として,NPI(Neuropsychiatric Inventory),BEHAVE-AD(Behavioral Pathologic Rating Scale for Alzheimer's Disease),CMAI(Cohen-Mansfield Agitation Inventory)などがあり,これらの評価を通して,症状を確認し,迅速に対応していくことで症状を改善することは可能です.

BPSDには生物・心理・社会学的要因が影響しています

　BPSDの原因としては,1)生物学的要因(遺伝,神経伝達物質),2)脳の構造的変化,3)個人的要因(性格,生活歴),4)社会的,環境的要因などが複雑に影響しているとされます.幅広い観点からの理解が必要であり,学習理論やアンメット・ニーズ理論,ストレス閾値モデルなどが提唱されています[1].アンメット・ニーズ理論では,有意義な活動や共感,社会的交流など人として当たり前のニーズが満たされない時に「チャレンジング行動*」を呈するとしています.これらの満たされないニーズを探っていくことが,BPSDへの対応の緒になります.

＊BPSDが認知症の過程に生じる症状とする考え方に対して,チャレンジング行動は,一般の人が困難な状況でごく普通に取る行動である立場です.多くは,ニーズが満たされていないことの「サイン」,そのために行う「努力」であり,「そうした行為が生じている場面において,その行為が身体的,あるいは精神的苦痛の原因となり,人々(本人,周囲の人びと)のウェルビーイングを損なう行為[4]」とされます.

Ⅲ—認知症のリハビリテーション・ケア

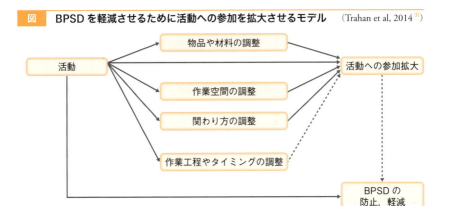

図　BPSDを軽減させるために活動への参加を拡大させるモデル　（Trahan et al, 2014[3]）

実線は，エビデンスが認められた関係，破線はエビデンスが十分でない関係を示す．

　治療の基本は適切なケアであり，それでも不十分な場合は薬物療法を併用します．適切なケアの提供[1]には，まず，視覚や聴覚等感覚障害や痛みの軽減に配慮することが重要です．そして，行動を制限するだけでなく，社会的に適切な行動を促し，交流や意味ある活動の機会を作っていきます．BPSDの軽減をはかるための活動の調整に関するシステマティックレビューの研究[3]によると，【図】に示した4つの調整の中で，一番多く報告をされているものは，44％の物品や材料の調整（興味・関心に配慮した活動の提供）でした．12％と報告数が少ないものの一貫してポジティブな結果が得られたものは，空間の工夫（照明や騒音の調整）でした．BPSDの軽減には，活動の参加が拡大される状況やその支援のあり方など詳細に検討をしながら取り組んでいく必要があります．

参考文献

1) International Psychogeriatric association: The IPA Complete Guides to behavioral and psychological symptoms of dementia (BPSD) specialists guide. International Psychogeriatric association, 2012.
2) Finkel S: Introduction to behavioural and psychological symptoms of dementia (BPSD). *Int J Geriatr Psychiatry*, **15**(I) : S2-S4, 2000.
3) Trahan MA, et al.: A systematic review of strategies to foster activity engagement in persons with dementia. *Health Educ Behav*, **41**(1 suppl) : 70 S-83 S, 2014.
4) James IA（原著）／山中克夫（監訳）：チャレンジング行動から認知症の人の世界を理解する　BPSDからのパラダイム転換と認知行動療法に基づく新しいケア．pp1-3，星和書店，2016．

内田達二　東京医療学院大学保健医療学部

A

BPSDは，行動症状と心理症状からなり，認知症の方に広範に認められます．認知症の人ならびに家族，ケア専門職にとってとても深刻な問題をもたらしますが，生物・心理・社会学的要因からのアプローチにより，改善ができる症状も多くあります．

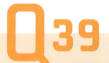

日常での行動から認知機能の重症度を把握するポイントを教えてください

理学療法士も自ら認知機能をとらえられることが望まれています

　認知機能の低下が，歩行をはじめとする様々な活動に影響を与えることは，今では広く知られています．多職種のチームでは，理学療法士は作業療法士や言語聴覚士などから認知機能の情報を受け取るだけになっていることが多いと思いますが，理学療法士自身が自らの視点で認知機能の重症度をとらえられるようになることは，とても重要です．また，認知機能をとらえておくことが，的確な理学療法プログラム立案とアプローチにつながるのです．

認知機能とADLの関連

　患者の行動観察から認知機能を評価する評価法として，認知関連行動アセスメント（CBA）があげられます．評価の視点は【表1】の通りです．ADLから認知機能の特徴や障害の重症度に関する情報を知ることも重要です．例えば食事においては，「食べるものを認識できているか」「食事のペースは適切か」「食べこぼしはないか」などのポイントで観察します．認知機能全体の重症度とADLのレベルは強い関連を示します【表2】．認知機能がわかることで大まかなADLの状態を推定することが可能です．もちろんADLには運動機能も影響を与えるため，認知機能だけで説明できるわけではなく，あくまでも目安になります．

表1　CBAで求められる各評価項目の視点

項目	正常な状態とする評価の視点
意識	目がさめているか，眠そうだったり，ぼーっとしていないか（覚醒）
意識	考えることに疲れることなくエネルギーを持続できるか（易疲労性）
感情	自分から行動したり話したりできるか（自発性）
感情	年齢相応の喜怒哀楽が保たれているか（感情表出）
感情	年齢相応に感情をおさえることができるか（感情制御）
注意	対象に注意を向け持続することができるか（選択・持続）
注意	注意を多方向に向けたり，同時に2つ以上の作業が行えるか（分配・転換）
記憶	少し前，数日前のできごとをよく覚えているか（エピソード記憶）
記憶	予定や約束をよく覚えていて思い出すことができるか（展望記憶）
判断	目先の利益に惑わされず長期的な状況を考慮して判断できるか（自制的判断）
病識	自分に生じた病気，障害，能力を理解し，できることできないことがわかっているか（障害理解）
病識	自分の残存応力を理解し，環境に適応できるか（環境適応）

Ⅲ　認知症のリハビリテーション・ケア

表2　認知機能重症度の目安

	特徴	活動状態
良好	病前と同様に記憶や状況理解が保たれ，複雑な手順を必要とする動作が正確に行える．他者との関係を的確に行える	屋外行動，復職 高度な趣味が可能
軽度	記憶や状況理解は概ね良好で，自力でできることが多いが，細かい記憶，複雑な手順の動作は不十分．難易度の高い課題や場面で，他者の援助が必要である	屋内自立， 簡単な趣味が可能
中等度	記憶や状況理解は大まかで，不正確であいまいなため，発言は不確実である 自己の状態に対し深刻さが不足し，危険認識が不十分で，事故につながりやすい ADLではできる動作もあるが，確認不十分で動作が雑なため，見守りがはずせない	屋内見守り 誘導，声掛けが必要
重度	簡単な会話は可能だが，記憶や状況理解が不良なため，つじつまが合わない． 判断力が低下しできない動作が多く，重度介助を要すが，協力動作は可能． 限定的な意思，感情，判断を表出する	重度介助 食事・コミュニケーションが部分的に可能
最重度	ほぼ，常時閉眼し，働きかけに対し，反応がみられない 顔をしかめるなどの変化がみられることがある，すべての行動に全介助を要す	全介助を要す

　例えば片麻痺患者の中には，同程度の歩行能力を有しているのに，自立に至る人と見守りがはずせない人がいることがあります．前者は，自己の歩行能力を理解し，準備や確認をし，慎重に行動することができますが，後者は能力の認識が甘く，確認を怠り，せっかちな行動をしたりします．この行動の差に，認知機能が関与しています．

　運動機能だけでなく認知機能にも注意を向けることで，運動機能に対して理学療法士が適切にアプローチすることを可能にし，歩行能力の的確な評価や予後予測につながります．

参考文献
1) 森田秋子（編）：日常生活から高次脳機能障害を理解する　認知関連行動アセスメント．三輪書店，2016．

森田秋子　鵜飼リハビリテーション病院リハビリテーション部

意識，感情，注意，判断など，認知機能を見る視点を身につけ，行動観察を行いましょう．ADLや歩行の様子から，認知機能の重症度を判断する症状を見つけることができます．

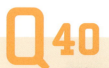

認知症高齢者の徘徊と対策について教えてください

認知症高齢者においては，記憶障害，実行機能障害，失行・失認・失語といった中核症状が存在し，徘徊などの社会的問題発生のリスクは高くなります．

警察庁が「行方不明者届受理時に届け出人から，認知症または認知症の疑いにより行方不明になった旨の申し出があった者」を集計・公表しており，平成28年（2016年）の認知症による行方不明者数は1万5,432人（男性8,617人，女性6,915人）ですが，うち471人が死亡発見，191人が所在不明者となっています．厚生労働科学研究費の研究班では性別，平成25年度のデータから，年齢，発見時の状態などの調査項目に欠損の無い204名（生存者117名，死亡発見例87名）を対象とした分析を報告しています．

行方不明高齢者の性別と年齢，世帯構成

徘徊高齢者の性別では，男性が54.6%とやや多いです．年齢分布については，75歳以上の後期高齢者が約70%，なかでも75歳～84歳が半数以上を占めていました．また徘徊高齢者の世帯で最も多かったのは「高齢者のみの世帯」で約42%を占め，独居世帯も約15%を占めていました．徘徊の対策としては早期通報・早期捜索が重要ですが，独居高齢者の場合はその点が困難となる可能性が大きく，今後の課題でもあります．

認知症との関連について

徘徊高齢者と認知症の関連については，原因としてはやはりアルツハイマー型認知症が約26%と多くを占めていました．しかし原因疾患不明が約70%で，診断のなされていないケースも多かったです．認知症の程度ではFASTによる重症度分類で，S5（やや高度）～S6（高度）が約半数と多かったですが，非常に軽度～軽度も20%と多いことがわかりました．

行方不明になった時点での場所と気付いた人

行方不明になった場所では自宅が半数以上ですが，デイケアサービス事業所や病院，あるいはそれらへの移動中など，様々な場所から行方不明になっていました．行方不明に気付いた人は圧倒的に家族（特に同居家族）でした．行方不明に気付いてからの対応として最も多かったのは警察への連絡・届け出でした（約44%）．さらに，警察に通報してからケアマネジャーや市町村の窓口に連絡・相談したケースが21%で，最初に「見守りネットワーク」などの地域活動に連絡してから警察に届けた例も約10%にみられています．

徘徊高齢者の発見者と発見場所

徘徊高齢者の発見者で最も多いのが「その他」（約42％）で「一般の方々」と思われます．警察による発見例は約27％ですが，家族による発見例は約6％と多くはないです．また，発見場所についてはさまざまですが，普段移動できる範囲内はおよそ40％，かなり遠くでの発見例もおよそ45％に上っていました．

徘徊高齢者の発見までにかかった時間

徘徊高齢者の発見までにかかった時間で，最も多かったのは「3-6時間未満」（約25％），次いで「6-9時間未満」（約15％）で，「9時間未満」で約半数が発見されていました．行方不明から9時間以上を経過すると，発見率は確実に下がり死亡率が上昇します．行方不明になってから警察に届け出された時間（平均7.6時間），警察が届け出を受理してから発見されるまでの時間（平均6.6時間），その合計時間（平均14.2時間）では，受理→発見より不明→受理までのほうが時間がかかっていました．

また，見守りネットワーク利用群は15.8時間，未利用群は43.0時間と大きな開きがあり，見守りネットワークを利用している方が早期発見の可能性が高いです．

行方不明者の死亡状況

行方不明になった認知症者が死亡状態で発見された警察庁提供の87名の死因については，回答のあった61ケースについて，溺死（17名；27.8％），凍死（13名；21.3％），事故（9名；14.8％），低体温症（8名；13.1％），水死（7名；11.5％），病気（8名；8.2％），その他（2名；3.3％）となっていました．特に溺死および水死など「水場」で40％となっていました．さらに，愛知県警のデータでも，愛知県全県下での死亡発見例合計34例について，死亡例は70歳代に多かったこと，また死亡発見場所として約半数が「水場」（海辺，河川，用水路等）での発見となっていました．これら死亡発見例のなかから特徴的と考えられる死亡例を類型化すると，(a) 周囲に危機意識はあったようだが避けられなかった例，(b) 危機意識が薄かったと考えられる例，(c) 介護力不足が考えられる例，(d) 認知症とうつ等の他精神疾患併発による「自殺企図」が疑われる例，(e) 重篤な疾患を併発する例，などとなっています．

A

鈴木隆雄　桜美林大学老年学総合研究所

認知症高齢者での徘徊は高齢者本人の認知症の原因や程度と言った個人の特性により発生している面もありますが，本人以外の要因，特に家庭的要因や地域や自治体の徘徊に対するネットワークの準備状況など社会的要因・環境要因がより大きいと考えられます．

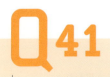

認知症とせん妄の違いを教えてください

認知症とせん妄は鑑別が重要です

　老年精神医学領域では，重大な3大病態として，3D（dementia, depression, delirium）が挙げられています．中でもせん妄（delirium）は，直接の原因を同定し，適切に対応すれば多くが治癒する病態であるため，見落とさないよう注意する必要があります．アメリカ精神学会による精神疾患の診断・統計マニュアル第5版（Diagnostic and Statistical Manual of Mental Disorders, 5th edition；DSM-5）によると，せん妄は急性の脳機能障害とされています．注意力・集中力・判断力・記憶力が低下する「意識狭窄や意識変容」の異常な精神状態（意識障害）のことを指し，急性錯乱状態，急性脳症候群などと呼ばれることもあります．認知症の一般的な原因であるAlzheimer病とせん妄の違いを【表】に示します．

せん妄は認知症と併存する場合もしばしばあります

　認知症患者のせん妄の有病率は，調査対象で異なりますが，地域や入院患者では22%から89%と報告されています[2]．
　せん妄の発症は，多要因性であり，背景因子，誘発因子，直接因子が関与しています[3]．【図】に示したように，せん妄には直接因子が存在し，背景因子や誘発因子が著明なほど，発症しやすくなります．認知症もせん妄の発症因子の一つであり，認知症とせん妄が併存することもあります．

表　Alzheimer病とせん妄の鑑別の要点　　（DSM-5, 2013[1]）

	Alzheimer病	せん妄
発症	緩徐	急激
初発症状	記憶力低下	錯覚，幻覚，妄想，興奮
日内変動	変化に乏しい	夜間や夕刻に悪化
持続	永続的	数日〜数週間
身体疾患	時にあり	合併していることが多い
薬剤の関与	なし	しばしばあり
環境の関与	なし	関与することが多い

図 せん妄の発症因子と認知症の関与

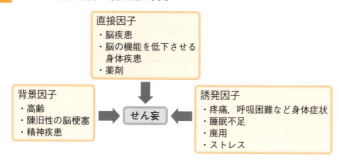

　ここで重要なのは，せん妄の多くは可逆性であり，適切な対応により数日から数週間で改善しますが，治療しなければ，永続的な脳障害や死亡の転帰が予測されることです．すなわち，"治療可能なせん妄"を見落としてはなりません．

参考文献
1) American Psychiatric Association: Diagnostic and Statistical manual of Mental Disorders Fifth edition（DSM-5）. American psychiatric Publishing, 592-643, 2013.
2) Fick DM, et al.: Delirium superimposed on dementia : a systematic review. *J Am Geriatr Soc*, **50**(10): 1723-1732, 2002.
3) 八田耕太郎・岸　泰宏（編）：病棟・ICUで出会うせん妄の診かた．中外医学社，pp2-18, 2012.

神谷正樹　国立長寿医療研究センターリハビリテーション科部

認知症とせん妄は，鑑別されるべき別の状態であり，それぞれの特徴を正確に知ることが必要ですが，両者は併存していることも多く，明確な区別は困難なことも多いです．しかし，治療可能なせん妄を見落とさないためにも，せん妄の発症因子に着目することが重要です．

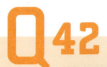

典型的な認知症の症状と高次脳機能障害との違いを教えてください

　認知症と高次脳機能障害は，発症機序は異なりますが，どちらも脳の器質的変化により神経心理学的症状が現れます．そのため，損傷された脳の部位が司っていた機能の低下が出現し，共通する特徴がみられます．
　症状には，失語症，失行，失認などの個別症状と，意識障害，注意障害，感情障害，思考の低下などの全般症状にわけて捉えるとわかりやすくなります．

認知症の症状とは

　認知症の初期症状は，脳血管性認知症，アルツハイマー型認知症などタイプにより異なります．物忘れで始まる例をよくみかけますが，失語症，失行などの個別症状から出現する例もみられます．その後進行し，どのタイプでも全般症状が重度化していきます．
　認知症でみられる典型的な症状は，①記憶障害，②見当識障害，③遂行機能障害，④判断力の低下，⑤言語機能の低下などが挙げられ，「中核症状」といわれています【表1】．認知症は初期，中期，後期と時間経過とともに認知機能の低下が進行し，周辺症状（BPSD）が出現し，重症化していきます．

表1　認知症の中核症状

記憶障害	**出来事を忘れてしまう．すぐに忘れてしまう．** 昔の出来事（長期記憶）は覚えていても，少し前のこと（短期記憶）は忘れてしまう傾向にあり，同じことを質問してしまうなどの行動の原因となる．また買い物で商品を選びながらおよその合計金額を足していくような記憶（作業記憶）が低下する．
見当識障害	**①時間，②場所，③人の認識ができなくなる．** 何月何日，時間帯，季節感がわからなくなる（①）．どこにいるかわからない，方向が分からなくなる（②）．周囲の人と自分の関係性がわからなくなる（③）．
遂行機能障害	買い物や料理，家計など手順が多く，準備，計画性が求められる作業が困難になる．行きあたりばったりの行動になり，効率よく作業が行えなくなる．
判断力低下	決断力が鈍る，発展的に考えられない．考えることに時間がかかるようになる．自己判断能力が低下し，自己決定が行いにくくなる．
言語機能の低下	初期は，抽象的な言葉を使いこなすことが難しくなり，話が冗長になる．進行により言いたい言葉がスムーズにでてこない，言われたことを一度で理解ができない，などが出現する．

表2 主な高次脳機能障害の症状

失語症	脳損傷により，言語の4側面「聞いて理解する」，「文字を見て理解する」，「話す」，「書く」がいずれも障害され，コミュニケーションが困難になる．言いたい言葉が思い浮かばない（喚語困難），言葉を言い誤る/文字を書き誤る（錯語/錯書），文字は読めても理解ができないなどの症状がある． 代表的なタイプはブローカ失語，ウェルニッケ失語，健忘性失語など
失行	病巣と反対側の上肢に運動を阻害する問題がないにも関わらず，物品の操作がうまくいかない，手順はわかっているがいざ行動に移そうとすると手順が混乱して，目的の動作が行えない．観念運動失行，観念失行など．
失認	基本的な知覚に問題がないにも関わらず，対象物が何であるかわからなくなる． 代表的なものは視覚失認．
左半側空間無視	病巣とは反対側の刺激に対し，反応ができなくなる．多くは右半球の損傷により，左半側空間無視を呈することが多い．半盲とは異なる病態．半盲では視線を動かせば視野障害の代償がとれるが，無視では困難．

高次脳機能障害の症状とは

　高次脳機能障害は，主に脳血管疾患や頭部外傷などが原因で生じます．発症直後は意識障害が生じ，多彩な高次脳機能障害の症状を呈しますが，症状は再発がない限り進行はなく，むしろ経過とともに状態が落ち着いていきます．

　その後，脳の局在性の高い個別症状【表2】が際立ってくる場合と，病巣が広範にわたり重症化した場合は，個別症状と全般的症状が残存することも少なくありません．

　また頭部外傷やクモ膜下出血などによるびまん性損傷では，社会的行動障害，発動性の低下，感情のコントロールがうまくいかない（抑制障害），コミュニケーションでは言葉の裏が読み取れず相手の気持ちが推測できないなど，対人関係の構築に影響を及ぼす症状が出ることがあります．

　認知症，高次脳機能障害の症状は共通する特徴を持ちますが，原因疾患，進行の有無で異なります．認知症の有無や高次脳機能障害の重症度によって，リハビリテーションの学習効果や予後が異なります．認知機能を適切に把握して，よりよりリハビリテーションを選択することが望まれます．

参考文献
1) 長谷川和夫：わかりやすい認知症の医学知識．中央法規出版，pp50-62，2011．

伊藤　梓　鵜飼リハビリテーション病院リハビリテーション部

典型的な認知症の症状は記憶障害であり，段階的に全般的な認知機能の低下がみられます．高次脳機能障害は，失語症，失行，失認などの個別症状が現れますが，重症になると全般的な認知機能の低下が現れます．

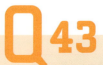

認知症者へのリハビリテーションとしてのアプローチの基本的なポイントを教えてください

認知症者の臨床症状を理解し，人としての尊厳を尊重

　周知の通り，認知症の臨床症状は，中核症状と周辺症状とよばれる行動・心理症状（behavioral and psychological symptoms of dementia；BPSD）に大別され，BPSDには性格・環境・人間関係などの要因が絡み合っています【図】．したがって，認知症者へのリハビリテーションを実践するには，まずはこのような臨床症状を理解し，認知症者の全体像を幅広い視野で捉えることが必要不可欠です．

　そして，認知症のリハビリテーションを考えた場合，認知機能の障害を中心とした中核症状の改善を図ることのみに固着するのではなく，認知症者の「人としての尊厳」を尊重し，「その人らしい生活や暮らし」の再建を意識することが重要です．したがって，認知症者やその家族を中心に置き，関わりのある医師，看護師，リハビリテーション専門職，社会福祉士等の多職種ならびに地域住民がこの共通目標を共有し，それぞれの専門性をいかした分業と多職種間での協働によるアプローチが認知症者へのリハビリテーションの基本的なポイントであると考えます．

図　認知症の臨床症状　　　　（認知症サポーター養成講座標準教材, 2015[1]）

中核症状（脳の細胞が壊れることに起因して起こる）
- 記憶障害（ついさっきのことを忘れる）
- 理解・判断力の障害（物事を考えたり，判断に支障）
- 見当識障害（日時・場所・人等の状況把握が困難）
- 実行機能障害（段取りや計画が立てられない）
- 言語障害（言葉・適切な表現が出にくくなる）

性格・素質　→　←　生活環境や人間関係

行動・心理症状（中核症状が基となり，性格・環境・人間関係等の要因により出現）
- 行動症状：徘徊／暴言・暴力／抵抗／不潔行為など
- 心理症状：不安／焦燥感／うつ状態／興奮／依存／妄想など

認知症者に対する理学・作業療法士の専門性をいかしたリハビリテーションのエビデンス

　認知症者に対して理学療法士が介入した運動療法の有効性を検討した研究を紹介します．Heyn ら[2]は，認知症高齢者の認知機能・運動機能に対する効果を30編のランダム化比較試験から検討し，理学療法士による運動療法は認知機能の改善（effect size＝0.57）や運動機能の改善（effect size＝0.62〜0.91）に効果的であったと報告しています．同様に，Zhu らが報告したシステマティックレビュー[3]においても，理学療法士による介入はアルツハイマー型認知症者の認知機能や運動機能の改善に効果的であることが示されています．

　次に，認知症者に対して作業療法士が介入した感覚刺激療法の有効性を検討した研究を紹介します．Kim ら[4]は，認知症高齢者のBPSDに対する効果を9編のランダム化比較試験から検討し，作業療法士による感覚刺激療法はBPSDの改善（effect size＝0.32）に効果的であったと報告しています．以上のことより，理学・作業療法士が介入したリハビリテーションは認知症者の認知機能や運動機能ならびにBPSDの改善に有効であるといえます．

参考文献
1) 斎藤正彦・他：認知症サポーター養成講座標準教材　認知症を学び地域で支えよう．全国キャラバン・メイト連絡協議会，pp6-15，2015．
2) Heyn P, et al.: The effects of exercise training on elderly persons with cognitive impairment and dementia. Arch Phys Med Rehabil, **85**(10): 1694-1704, 2004.
3) ZhuXC, et al.: Physiotherapy intervention in Alzheimer's disease: systematic review and meta-analysis. J Alzheimers Dis, **44**(1): 163-174, 2015.
4) Kim SY, et al.: A systematic review of the effects of occupational therapy for persons with dementia: a meta-analysis of randomized controlled trials. NeuroRehabilitation, **31**(2): 107-115, 2012.

平瀬達哉　長崎大学大学院医歯薬学総合研究科

認知症者へのリハビリテーションとしてのアプローチの基本的なポイントは，リハビリテーション専門職を中心とした多職種が，認知症者の「その人らしい生活や暮らし」の再建を目標に掲げ，それぞれの専門性の強みと役割を考えながら多職種間での協働作業を行うことです．

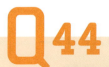

認知症者のADL評価について教えてください

認知機能の低下に伴いADLは低下します

　認知機能が低下するに伴って，まず手段的日常生活活動（Instrumental activitties of dairy living；IADL）が低下し，その後，基本的日常生活活動（Basic activitties of dairy living；BADL）が低下していきます．IADLでは，初期の段階から高度な認知機能を要する服薬管理や金銭管理等の複雑なADLが低下し[1]，BADLでは初めに移動能力が低下するとされています．したがって，認知症のADL評価は運動機能よりも認知機能に重点を置いたADL評価が使用されています．

ADLの評価スケール【表】

　日本神経学会による認知症疾患診療ガイドライン2017[2]においては，ADLの評価として以下のスケールが紹介されています．Physical Self-Maintenance Scale（PSMS）は，高齢者のBADLを身体・認知機能の側面から介助量を指標として評価するものであり，在宅や施設で使用できます．Instrumental activity of dairy living Scale（IADLs）は，Lawtonらが高齢者の健康度を日常生活の行動の評価として，初めてIADLの概念を提案したものであり，PSMSと併用されることが多いです．N式老年者用日常生活動作能力評価尺度（New Clinical Scale for Rating of Activity of Dairy Living of the Elderly；N-ADL）は，認知症高齢者等のBADLを多角的に捉えることができる行動評価尺度であり，N式老年者用精神状態尺度（NMスケール）と併用することにより，高齢者の実際的能力を総合的に評価できるとされています．認知症のための障害評価票（Disability Assessment for Dementia；DAD）は，主として在宅のアルツハイマー型認知症者を対象とし，過去2週間以内で実行度を評価するものであり，介護者からのインタビューで評価します．

　そのほか兵庫式ADLスケール（Hyogo Activity of Dairy Living Scale；HADLS）[3]は，ADLを幅広く詳細に評価できるスケールであり，高得点で重度障害となります．Functional Assessment Staging（FAST）[4]はアルツハイマー型認知症の重症度をADL障害の特徴から評価するスケールです．Frenchay Activities Index（FAI）[5]は応用的日常生活の15項目に対し実践頻度から活動性を評価するものです．老研式活動能力指標はIADLをさらに拡大し，IADL，知的ADL，社会的ADLから構成されるものです．

　以上のように，認知症者のために作成されたADL評価や高齢者全般に使用するADLまで幅広くあるため重症度や居住環境に配慮したアセスメントが必要となります．

表　認知症者や高齢者に対する ADL 評価

名称	評価領域	評価方法	生活行為	項目数など
PSMS	BADL	行動観察	排泄，食事，着替え，身繕い，移動能力，入浴	6項目，5段階，満点6　IADLsと併用
N-ADL	BADL	行動観察	歩行・起座，生活圏，着脱衣・入浴，摂食，排泄	5項目，7段階　MNスケールと併用
DAD	BADL/IADL	行動観察	衛生，着衣，排泄，摂食，食事の用意，電話の使用，外出，金銭管理，服薬，余暇と家事	10項目
HADLS	BADL/IADL	行動観察	排泄，摂食，更衣，整容，洗面，歯磨き・入れ歯洗い，入浴，移動，電話，買い物，食事の準備，掃除，布団管理，食事の後片付け，洗濯，火気の取り扱い，スイッチの取り扱い，金銭管理	18項目，3-7段階，満点100
IADLs (Lawton)	IADL	行動観察	電話の使い方，買い物，食事の支度，家事，洗濯，移動・外出，服薬管理，金銭管理	8項目，3-5段階，満点8（男性5点）
FAST	AD（認知機能）重症度	行動観察	職業，社会生活，IADL，IADLの自立度からStageを推定する	7段階　他のADL評価との併用
FAI	IADL＋余暇	面接，自己評価	15項目から屋外家事，屋内家事，戸外活動，趣味，仕事	4領域　4段階，満点45
老研式活動能力指標	IADL＋余暇	面接，自己評価	公共交通機関利用，買い物，食事，金銭管理，書類記載など知的ADL，友人宅訪問などの社会的ADL	13項目，2段階，満点13

参考文献

1) Ogama N, et al.: Impact of frontal white matter hyperintensity on instrumental activities of daily living in elderly women with Alzheimer disease and amnestic mild cognitive impairment. *PLoS One*, **12**(3)：e0172484. 2017.
2) 日本神経学会：認知症疾患診療ガイドライン2017，第2章 症候，評価尺度，診断，検査．(https://www.neurology-jp.org/guidelinem/nintisyo_2017.html)
3) 博野信次・他：アルツハイマー病患者の家庭での日常生活活動評価．神経心理学，**11**(3)：186-195，1995.
4) 石井徹郎：Functional Assessment Staging／大塚俊男・本間　昭（編）：高齢者のための知的機能検査の手引き．pp59-64，ワールドプランニング，1991.
5) 蜂須賀研二・他：応用的日常生活動作と無作為抽出法を用いて定めた在宅中高年齢者の Frenchay Activities Index 標準値．日本リハビリテーション医学会誌，**38**(4)：287-295，2001.

田平隆行　鹿児島大学医学部保健学科

A

認知症者に対するADL評価は，運動機能よりも認知機能に重点を置いたBADL，IADL評価が使用されている．

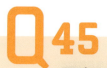
認知症に対する運動療法の効果を教えてください

認知症高齢者を対象とした運動療法の効果【表】

認知症高齢者を対象とした先行研究【表】では，認知機能の改善がみられたとする報告と，改善がみられなかったとする報告の両方があります．改善したという報告では，身体障害のない認知症高齢者でMMSEが，アルツハイマー型認知症高齢者では注意力が，ナーシングホームに入所する認知症高齢者では全般的な認知機能が向上したと報告されています．さらに，女性の認知症高齢者を対象に12週間毎日音楽を基本としたダンスの運動療法を行ったところ，MMSE，実行機能が改善したと報告しています．

表　認知症高齢者を対象とした運動療法の効果

(Öhman et al, 2014[1])

対象	年齢	方法	期間	結果	報告者
地域在住認知症高齢者 (n=40)	平均74.1歳	エクササイズ群：ウォーキング，ホームエクササイズ コントロール群：通常の個別療法	16週間	エクササイズ群はMMSEが2.6点向上した	Vreugdenhil et al., 2012
認知症入所者 (n=21)	平均84.0歳	ウォーキング群：週4回　1回30分 コントロール群：通常の個別療法	24週間	2群に有意差なし	Ventrureli et al., 2011
地域在住認知症高齢者 (n=27)	平均73.1歳	エクササイズ群：brain gym® コントロール群：心理的サポート	6週間	エクササイズ群は注意の向上した	Yaguez et al., 2011
認知症入所者 (n=38)	平均81.8歳	介入群：ウォーキング，エルゴメーター，ダンス コントロール群：非身体的なグループ活動	15週間	全般的認知機能 (ERFT) が向上した	Kemoun et al., 2010
地域在住認知症高齢者 (n=75)	平均75.0歳	介入群：有酸素運動，筋力強化，バランス，柔軟性トレーニング コントロール群：自宅の安全性評価	12週間	2群に有意差なし	Steinberg et al., 2009
認知症入所者 (n=97)	平均85.4歳	エクササイズ群：ウォーキング コントロール群：社会的な関わり	6週間	2群に有意差なし	Eggermont et al., 2009
地域在住認知症高齢者 (n=43)	平均77.0歳	治療群：週3回太極拳 コントロール群：通常のグループ療法	40週間	治療群はMMSEが0.4点向上した	Burgener et al., 2008
認知症入所者 (n=54)	平均74.3歳	グループ1：運動療法，作業療法，運動教育　週5回 グループ2：運動療法週3回 グループ3：運動療法なし	24週間	グループ1では言語などの実行機能が向上した	Chiristofoletti et al., 2008
地域在住認知症高齢者 (n=30)	平均80.0歳	エクササイズ群：週2 or 3回筋力強化トレーニング コントロール群：個別の介入	52週間	エクササイズ群はMMSEが24週後で20%, 52週後で30%向上した	Kwak et al., 2008

表　つづき

対象	年齢	方法	期間	結果	報告者
地域在住認知症高齢者 (n=85)	平均76.0歳	エクササイズ群：トレッドミル，エルゴメーター柔軟性トレーニング コントロール群：従来のトレーニング	52週間	2群に有意差なし	Miu et al., 2008
認知症入所者 (n=120)	平均80.5歳	グループ1：筋力強化トレーニング週3回 グループ2：社会参加　グループ討議週3回 グループ3：コントロール群	12週間	グループ1群では時計描写の実行機能が向上した	Stevens and Killeen., 2006
認知症入院患者 (n=25)	平均81.0歳	エクササイズ群：音楽を使ったダンス毎日 コントロール群：1対1の会話とグループ療法	12週間	エクササイズ群はMMSEの得点が向上し，実行機能および陳述記憶も向上した	van de Winckel et al., 2004
認知症入所者 (n=86)	平均82.0歳	ウォーキング・会話群：週5回ウォーキングと会話 会話のみ群：週5回　会話 コントロール群：個別の介入	16週間	コミュニケーションスキルに効果なし	Cott et al., 2002
認知症入所者 (n=30)	平均72.8歳	ウォーキング群：週3回　1回30分 会話群：週3回　1回30分　会話のみ	10週間	ウォーキング群はコミュニケーション能力が向上した	Friedman and Tappen., 1991

　改善がみられなかった研究として，ナーシングホームに入所する認知症高齢者に6ヵ月間のウォーキングを実施した報告や，アルツハイマー型認知症高齢者に12週の間に有酸素運動，筋力増強運動，柔軟性トレーニングを行った報告などがあります．

　しかし，運動による脳機能の改善については，脳由来神経栄養因子（Brain-derived neuro-trophic factor：BDNF）の産生を促進し，海馬領域の可塑的変化をもたらし，認知機能低下の進行を抑制するとされています[2]．そのため，記憶力の向上などは十分に期待されます．ただし，運動療法による認知機能への効果は研究の質を上げ知見を集約する必要があり，検証方法の課題があります．また，コクランライブラリーでは運動プログラムによりADL能力の改善可能性は示されているものの，認知機能の改善についての有効性は示されていません．運動療法の効果について研究の進展が期待されます．

参考文献

1) Öhman H, et al.: Effect of physical exercise on cognitive performance in older adults with mild cognitive impairment or dementia: a systematic review. *Dement Geriatr Cogn Disord*, **38**(5-6): 347-365, 2014.
2) Erickson KI, et al.: Brain-derived neurotrophic factor is associated with age-related decline in hippocampal volume. *J Neurosci*, **30**(15): 5368-5375, 2010.

今岡真和　大阪河﨑リハビリテーション大学リハビリテーション学部

A 認知症に対する運動療法の効果はADL能力の維持や改善という面で一定の報告がされていますが，認知機能への効果はさらなる検証が必要です．

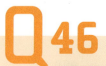

軽度の認知症者に対する運動療法以外のアプローチ方法を教えてください

認知刺激による認知機能へのアプローチ方法が比較的有効とされています

　認知症患者を対象とした非薬物療法の代表的なものを【表1】に示しました．運動療法以外には認知に焦点を当てたアプローチの他，音楽や回想を手段にしたアプローチ，対象者の視点に立つケアのアプローチなどがあります[1]．これらの多くは軽度の認知症から適用可能な方法です．

　このうち，認知機能障害に対するアプローチとして，認知刺激（cognitive stimulation）が比較的有効とされています[1,2]．認知刺激とは，記憶や見当識に焦点を当てたアプローチである現実見当識訓練（reality orientation training）【表2】から発展してきたものであり，認知機能や社会機能の全般的な強化を目的とした，主に集団で行う活動やディスカッションを意味します．

　認知機能に焦点を当てるアプローチは他にも認知機能訓練（PC・紙媒体を使用し，記憶・注意などの特定の認知領域に焦点を当てた訓練を行う）[1]などがありますが，重度の認知症では実施が困難となります．したがって，これらは主に軽度から中等度の認知症者に適用される方法といえます．

表1　認知症の代表的な非薬物療法
（認知症疾患診療ガイドライン，2017[4]より抜粋）

| 認知機能訓練　認知刺激　認知リハビリテーション　運動療法　音楽療法 |
| 回想法　認知行動療法　パーソンセンタードケア　バリデーション療法 |

表2　集団による現実見当識訓練の例
（若松直樹・他，2008[3]）

対象	軽度から中等度の認知症者
人数	5～6名（治療者を入れて10名を超えない人数が望ましい）
治療者	リーダーとコ・リーダー1～2名（必要に応じて増減する）
時間・頻度	30分～1時間，週に1回～毎日（参加者の症状が重度であるほど時間を短く，頻度を多くする）
治療環境	外部からの刺激が入らない落ち着ける部屋が望ましい．部屋には日時・季節・場所・セッションの内容を記載する参加者が視認可能なホワイトボード（ROボード），時計，カレンダーを設置する．
内容	リーダーが進行の中心となり，参加者の氏名，日時，場所，場所，その他の現実検討識に関わる事項について話し合い，理解を促す．

行動・心理症状（BPSD）に対しては認知行動療法や集団によるアプローチ方法があります

　軽度の認知症者では行動・心理症状（BPSD）として不安やうつ症状が生じることがあります．特に不安症状は他のBPSDを悪化させる要因にもなりますので早期の対応が大切です．不安症状に対しては受容的・共感的な態度で支持的に関わることが基本となりますが，他の疾患における不安症状と同様に，認知行動療法も有効とされています．また，うつ症状には集団による心理教育や支持的な話し合いが症状を改善することが指摘されています[4]．その他，回想[4,5]や音楽を用いたアプローチ[4]などもBPSDの軽減を目的に用いられます．

本人の意欲を重視してアプローチ方法を柔軟に組み合わせます

　日常生活機能全般の改善を目指すには，上に述べた個々のアプローチ方法に限定することなく，運動療法と認知機能訓練，日常生活活動の訓練などを組み合わせた複合的なアプローチ方法が有効です[6,7]．その際，対象者の性格，生活歴，得手・不得手などの「人となり」をアセスメントし，意欲を持てる活動を基本に「対象者中心」の視点からアプローチすることが大切です[7]．

参考文献
1) 日本神経学会（監修）：認知症疾患診療ガイドライン2017．pp67-68，医学書院，2017．
2) Olazarán J, et al.: Nonpharmacological therapies in Alzheimer's disease: a systematic review of efficacy. *Dement Geriatr Cogn Disord*, **30**(2)：161-178, 2010.
3) 若松直樹・三村　將：認知症への非薬物療法（9）現実見当識訓練/リアリティ・オリエンテーショントレーニング．老年精神医学雑誌，**19**(1)：79-87，2008．
4) 日本神経学会（監修）：認知症疾患診療ガイドライン2017．pp71-89，医学書院，2017．
5) 野村豊子（編）：Q＆Aでわかる回想法ハンドブック「よい聴き手」であり続けるために．中央法規出版，pp2-3，2011．
6) Toba K1, et al.: Intensive rehabilitation for dementia improved cognitive function and reduced behavioral disturbance in geriatric health service facilities in Japan. *Geriatr Gerontol Int*, **14**(1)：206-211, 2014.
7) 鳥羽研二（監修）：認知症短期集中リハビリテーションプログラムガイド．リベルタス・クレオ，2011．

池田　望　札幌医科大学保健医療学部

A　軽度の認知症者に対しては各種のアプローチが適用されますが，重度の認知症者には認知機能に対するアプローチ方法である認知刺激と認知機能訓練の適用が困難となります．その他にもBPSDに対する認知行動療法や集団によるアプローチがあります．

Q47 認知症者の嚥下機能について教えてください，またどのような評価がありますか

摂食・嚥下障害は，口から食べ物を取り込んで，咀嚼して飲み込み，食べ物が胃に送られるまでの一連の過程に何らかの問題があることをさします．認知症状態になっても嚥下機能に関わる脳領域の損傷や変性がみられなければ，末期まで口から食べられるケースも少なくありません．一方で，認知症により判断力低下が進行すると，加齢による諸機能低下を代償しきれなくなり，思わぬ誤嚥性肺炎を引き起こすことがあります．

嚥下障害が引き起こす最も大きな問題は誤嚥性肺炎です．加齢は，誤嚥性肺炎を引き起こす危険因子であることが知られています【表1】．このような正常な老化現象が嚥下機能を含め呼吸機能など食事に関わる様々な機能低下を引き起こす一方で，われわれの認知機能はそれらを代償するための働きをします．たとえば，円背が進み足腰が弱り体力が低下してきている方は，時間をかけてゆっくり食べる，飲み込みやすい柔らかいものを食べるようにするなど，誤嚥や窒息を予防するよう食べ方や食事内容を工夫します．しかし認知症が進み，こうした判断力が低下してしまうと誤嚥性肺炎を発症しやすくなります．

嚥下機能だけでなく嚥下障害に影響を与える機能の評価も大切

嚥下機能の評価についてはスクリーニングテストから精密検査まで様々なものがあります【表2】．スクリーニングテストはおもに言語聴覚士や看護師が，精密検査は医師が行っています．このうちMASAは，意識や呼吸機能などを含め嚥下障害を包括的に評価し，点数に

表1 加齢による誤嚥性肺炎の危険因子（通常，複数を合併）

歯牙欠損	咀嚼や食塊形成しにくい，飲み込みのパワー低下
味覚・嗅覚低下や変化	嚥下反射が起こりにくい，食意欲低下や偏食を招きやすい
口腔・咽頭内知覚低下や変化	食塊形成や食塊移送しにくい，嚥下のタイミングの遅れ
喉頭下垂	気道防御が不十分になる，食塊が咽頭に残りやすい
唾液分泌低下	食塊形成しにくい，口腔内不衛生になりやすい
脊柱変形	飲み込みにくく誤嚥しやすい，呼吸が浅くなり嚥下と呼吸の協調低下
老化に伴う筋力低下	嚥下筋群の易疲労性，咀嚼力低下，咳嗽力低下
様々な合併症（糖尿病，COPD等）	体力低下，易感染性，呼吸機能低下
服薬	嚥下反射が低下する副作用のある薬，覚醒度が低下する副作用のある薬

表2　嚥下機能の一般的な検査

スクリーニングテスト	
反復唾液のみテスト（RSST）	30秒間の唾液嚥下回数で判定．2回以下は異常
改訂版水飲みテスト（MWST）	冷水3 mLを嚥下．呼吸変化やムセの有無等で判定
Food Test	プリンやゼリーを摂食．呼吸変化やムセの有無等で判定
頸部胸部聴診	嚥下前後の呼吸音や嚥下音を聴診，誤嚥，咽頭残留を確認
MASA日本語版	24項目の点数の合算値で嚥下障害，誤嚥の程度を判定
精密検査	
嚥下内視鏡検査（VE）	鼻咽腔喉頭ファイバースコープで咀嚼中，嚥下前後の咽頭腔を直視できるが，嚥下の瞬間は観察できない
嚥下造影検査（VF）	X線透視化で嚥下諸器官の動態，食塊の動きを観察できる．特別な設備下での検査となるため生活場面を反映するとは限らないことが指摘

より重症度と誤嚥の程度を算出できます．器具を用いることなく，職種を問わず習熟すれば使用できるため便利なツールです．

理学療法士には，嚥下障害に大きな影響を与える①姿勢，②呼吸機能の評価が求められます．①姿勢に関しては，食事姿勢の評価だけでなく，下顎・舌骨・喉頭連関の評価が重要です．舌骨上筋群の働きで舌骨・甲状軟骨が前上方に引き上げられると，喉頭蓋が押し倒され気道を防御し，食道入口部が開き食塊が通過していきます．この舌骨上筋群は舌骨と下顎骨とをつなぎ，舌骨は甲状舌骨筋を介して甲状軟骨を吊り下げています．そのため，下顎・舌骨・喉頭は連動しており，この3つのアライメントが整っていることが嚥下運動にとって非常に重要です．また②呼吸機能については誤嚥物を咳で喀出するための咳嗽力の評価に加え，嚥下と呼吸の協調の評価が欠かせません．通常嚥下直後の呼吸は呼気で始まりますが，虚弱高齢者では吸気で開始する場合が多く誤嚥を招きやすくなっています．

理学療法士にぜひ参考にしていただきたい文献を2つ挙げておきます．

参考文献
1) 森　憲一：嚥下障害に対する理学療法．理学療法ジャーナル，**50**(1)：47-49，2016．
2) 吉田　剛：嚥下障害に対する対応／潮見泰藏（編）：脳卒中に対する標準的理学療法介入第2版．pp162-175，文光堂，2017．

金井　香　伊勢崎福島病院リハビリテーション科

認知症に嚥下障害が合併するとは限りませんが，加齢に伴う身体の諸機能低下を代償しきれなくなってくると嚥下障害が顕在化します．一般的な嚥下機能評価だけでなく，姿勢や呼吸機能の評価，アプローチにおいて，理学療法士の活躍が求められています．

Q48 回復期リハビリテーション病棟での認知症者に対するアプローチのポイントを教えてください

回復期リハビリテーション（リハ）病棟とは

　回復期リハ病棟は，2000年に我が国において医療保険上制度化された，急性期病院での治療を終えた患者に対し，寝たきりの防止，日常生活活動（ADL）の向上，および自宅復帰を目指した回復期リハを専門的に担う入院施設です．回復期リハ病棟の入院患者は，多職種（チーム）による集中的なリハが提供され，理学療法士，作業療法士，および言語聴覚士によるリハを，1単位20分とし1日9単位まで入院中毎日行います．

回復期リハ病棟と認知症者

　回復期リハ病棟の対象疾患は，脳血管疾患，脊髄損傷，大腿骨頸部骨折，および廃用症候群などですが，回復期リハ病棟の入院患者には，併存症として認知症のある者が少なくなく，全国的にみると入院患者の約3割に認知症が有ると報告されています[1]．したがって，回復期リハ病棟に従事する理学療法士は認知症者に関わる機会がしばしばあります．

回復期リハ病棟で理学療法士が認知症者に関わる際の3つのポイント

　回復期リハ病棟で理学療法士が認知症者に関わる際のポイントを3つ挙げます．
　まず1つ目は，残存機能を活かし身体活動を促進することです．運動によって，認知症者のADLは向上する可能性があります[2]．そのため，リハ時間中のみならず，リハ時間以外でも，理学療法士が看護師や介護福祉士と連携し，患者の離床や歩行の機会を多く確保することは極めて重要です．
　2つ目は，患者からリハに参加することへの同意を得るために，関わり方を工夫することです．リハの参加に拒否を示す認知症者は少なくありません．しかし，このような場合でも，患者の意向に耳を傾けつつリハの必要性を丁寧に説明すれば，リハへの参加に同意が得られることは多くあります．また，同じ部屋で入院している他患者がリハへの参加を促すこと（ピアサポート）がきっかけとなり，リハへの参加に同意が得られることもあります．時には，患者と関わる頻度が多い看護師や介護福祉士が声を掛けることが有効な場合もあります．このように，リハに参加することへ患者が拒否を示した場合でも，関わり方を工夫することでリハへの参加に同意が得られることは多々あります．その一方で，認知症がもたらす症状によっては，ここに書くほど容易にはリハへの参加に同意が得られないこともあります．しかし，リハで運動を行うことは認知症者にとって奨めるべきことであるため，もし患者がリハへの参加に拒否を示した場合は，前述した工夫を取り入れながら根気強く関わる必

要があります.

　3つ目は，患者の尊厳を保持することです．認知症により，今まで当たり前にできていたことができなくなることは，患者にとって筆舌に尽くし難いほどの辛い出来事だと思います．そのような状況にある患者が，再び前を向いてその人らしい生活を再建するためにも，患者の尊厳が認められ，人権が尊重されるような関わり方，すなわち質の高い"接遇"を我々理学療法士が患者に対し実践することが大切です.

参考文献
1) 山口晴保・他：回復期リハビリテーション病棟における認知症の実態と対応　日本リハビリテーション病院・施設協会認知症対策検討委員会の調査．地域リハビリテーション，**9**(8)：662-668, 2014.
2) Forbes D, et al.: Exercise programs for people with dementia. *Cochrane Database Syst Rev*, **12**, 2015.

三浦　創　船橋市立リハビリテーション病院教育研修部

A　回復期リハ病棟で認知症者に関わる際は，①残存機能を活かし身体活動を促進すること，②リハへ参加することに対し同意が得られる工夫をすること，③患者の尊厳を保持すること，の3つを実践することが重要です．

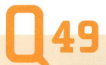

認知症者の意欲の評価と意欲を引き出すポイントを教えてください

　意欲の低下は，リハビリテーションの効果を阻害する因子となります[1]．意欲の評価を適切に行い，認知症者が積極的にリハビリテーションへ参加できる課題を選択し，難易度の設定を行う必要があります．

意欲の評価方法

　意欲の評価方法は，質問式と観察式とその混合型があります．質問式にはやる気スコア[2]，観察式には Vitality Index[3]，Pittsburg Rehabilitation Participation Scale（PRPS）【表】，混合型には標準意欲評価法[6]があります．認知症者はコミュニケーション能力や理解能力の問題から質問式の評価が適さない場合，観察式の評価が役立ちます．ADL 場面を主に観察する評価は Vitality Index を使用し，リハビリテーション場面を観察する評価は PRPS を使用します．

表　Pittsburg Rehabilitation Participation Scale

(石垣智也・他，2014[4]，Lenze et al, 2004[5]）

判定	基準
6：Excellent	患者は全てのリハビリに最大努力で参加し，全てのメニューを終えた．かつ，能動的にリハビリに参加し，今後のリハビリに対しても積極的な関心を持つ．
5：Very good	患者は全てのリハビリに最大努力で参加し，全てのメニューを終えた．しかし，セラピストの指示に受身的であり，今後のリハビリに対して関心を持たない．
4：Good	患者は全てのリハビリに良い努力で参加し，一部を除く殆どのメニューを終えた．しかし，セラピストの指示に受身的であり，今後のリハビリに対して関心を持たない．
3：Fair	患者はほとんど，または全てのリハビリに参加したが，最大努力ではなかったか，ほとんどのメニューを終えることが出来なかった．または，リハビリを終えるのに多くの促しが必要であった．
2：Poor	患者はリハビリを受けることを拒否した．または，少なくともメニューの半分に参加しなかった．
1：None	患者はリハビリを受けることを拒否し，リハビリを全く実施出来なかった．または，拒否等により如何なるメニューにも参加しなかった．

意欲を引き出すポイント

　リハビリテーションの練習課題は，認知症者が積極的に取り組んでもらえることが理想です．しかし，実際の臨床では，活動意欲の乏しい認知症者に対して，どのような課題を選択すれば良いのか困ることがあります．そこで，リハビリテーションの参加意欲の評価であるPRPSを用いて，得点が高くなるように課題を選択していく必要があります．PRPSは，メニューの達成度，努力度，積極性，促しの量などに着目していますが，筆者はその他に，時間の長さや頻度を観察します．例えば，時間の長さに関しては，エルゴメーターを駆動する場合，どれくらい長い時間を駆動できるか，頻度に関しては，膝関節伸展運動の場合，何回こなせるかを観察します．そもそも課題に取り組んでもらえない場合，持続可能な課題を探す必要があります．

　また，認知症者が課題を遂行する際にセラピストが介助しすぎることで，セラピストによる介助を期待し，依存的になっていることがあります．これは，自分のことを自分でやらない患者役の状態に，セラピストが陥らせている可能性があります．例として，車椅子に座っている人をリハビリテーション室へお連れする際に，認知症者自身で駆動できるにも関わらず，セラピストが車椅子を押していることがあります．これは，認知症者が患者役となり，「車椅子を押してくれるから，私は駆動しなくてもよい」といった考え方になる可能性があります．活動意欲の高い人であれば，自分で車椅子を駆動し，リハビリテーション室へ向かうでしょう．認知症者の車椅子駆動は遅いことがありますが，活動意欲の視点では，時間をかけてでもなるべく自力で行ってもらうことがよいと考えられます．

参考文献

1) 金谷潔史・他：脳血管障害患者のリハビリテーション訓練における効果阻害因子の検討　特に高齢者と非高齢者との比較において．日本老年医学会雑誌，**34**(8)，639-645，1997．
2) 岡田和悟・他：やる気スコアを用いた脳卒中後の意欲低下の評価．脳卒中，**20**(3)：318-323，1998．
3) Toba K, et al.: Vitality Index as a useful tool to assess elderly with dementia. *Geriatr Grentrol Int*, **2**: 23-29, 2002.
4) 石垣智也・他：回復期リハビリテーション病棟入院患者における入院初期のリハビリテーション参加意欲とFunctional Independence Measureとの関係　多施設共同研究．理学療法科学，**29**(4)：521-525，2014．
5) Lenze EJ, et al.: The Pittsburgh Rehabilitation Participation Scale: reliability and validity of a clinician-rated measure of participation in acute rehabilitation. *Arch Phys Med Rehabil*, **85**(3): 380-384, 2004.
6) 日本高次脳機能障害学会（編）：標準注意検査法・標準意欲評価法（CAT・CAS）．新興医学出版社，pp121-189，2006．

若月勇輝　和光会川島病院リハビリテーション部

認知症者の意欲の評価方法は観察式の評価が使用しやすいです．活動意欲が低下しない接し方とリハビリテーションでの活動意欲を評価し，課題を設定していきましょう．

Q50 認知症者への集団でのアプローチのポイントを教えてください

他者との交流により認知症者の笑顔とやる気を引き出し，残存機能をいかして生活機能の向上を図ることが重要

　認知症者に対する集団でのアプローチは，対象者間でのコミュニケーションの促通により自身の存在価値や社会的な認識感覚を高めることに有効であると報告されています[1]．また，集団でのアプローチは，他者との交流により心理的安定をもたらし，日常での行動の安定につながることが期待されています[2]．したがって，集団でのアプローチを行う場合は，複数の対象者がそれぞれ別々の課題や作業を行うのではなく，他者と交流する状況を設定し，認知機能を活性化する課題や作業を行うことが重要です．

　Yamaguchi ら[3]は，認知症者への集団でのアプローチとして脳活性化リハビリテーションを推奨しており，脳活性化リハビリテーションでは【表】に示す5原則が提唱されています．この原則の構成要素である快刺激，楽しいコミュニケーション，役割の創出，褒め合い，失敗を防ぐ支援を意識したアプローチによって認知症者の笑顔とやる気を引き出し，残存機能をいかして生活機能の向上を図ることが重要であると述べています．

脳活性化リハビリテーションの集団でのアプローチは認知症者の認知機能の改善に有効

　ここでは，施設に入所している認知症者への集団でのアプローチによる脳活性化リハビリテーションが認知機能に及ぼす影響をランダム化比較試験で検証した研究[4]を紹介します．対象は，介護老人保健施設に入所後3ヶ月以上経過し，Mini-Mental State Examination（MMSE）得点が5〜25点の認知症者（平均年齢84.9歳）です．集団でのアプローチの介入期間は12週間，介入頻度は週2回であり，スタッフ1名と対象者3〜5人で集団を構成しています．介入内容は，オリエンテーション15分間，回想法35分間，身体活動の促進10分間から構成された合計1時間のプログラムを行っています．その結果，MMSE得点にお

表　Yamaguchi らによる脳活性化リハビリテーションの5原則

(Yamaguchi et al, 2010[3] より作成)

①活動に取り組むことから快刺激を受け笑顔を表出する
②コミュニケーションを通じた場の共有で安心感が生まれる
③役割で生きがいの創出と尊厳を保持する
④褒め合いで意欲の向上と自己効力感を高める
⑤失敗を防ぐ支援で成功体験とポジティブな感情を生起させる

Ⅲ ― 認知症のリハビリテーション・ケア

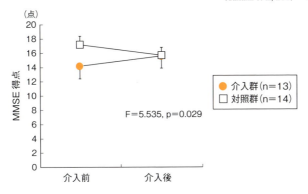

図 認知症者への脳活性化リハビリテーションの集団でのアプローチの効果
(Tanaka et al, 2017[4] より作図)

いて集団でのアプローチを行った対象者（介入群，n＝13）と介入を行わず通常ケアのみを行った対象者（対照群，n＝14）との間に有意な交互作用を認め（$F=5.535$, $p=0.029$），介入群では介入3ヶ月後のMMSE得点が介入前よりも有意に改善していました【図】．以上のことより，脳活性化リハビリテーションの集団でのアプローチは，認知症者の認知機能の改善に効果的であるといえます．

参考文献

1) Haslam SA, et al.: Social identity, health and well-being: an emerging agenda for psychology. *Appl Psychol*, **58**: 1-23, 2009.
2) 飯干紀代子・他：認知症者に対する集団での包括的認知訓練の効果　MMSE（Mini-Mental State Examination）の下位項目による分析．高次脳機能研究，**29**(4)：426-432, 2009.
3) Yamaguchi H, et al.: Overview of non-pharmacological intervention for dementia and principles of brain-activating rehabilitation. *Psychogeriatrics*, **10**(4) : 206-213, 2010.
4) Tanaka S, et al.: Comparison between group and personal rehabilitation for dementia in a geriatric health service facility: single-blinded randomized controlled study. *Psychogeriatrics*, **17**(3) : 177-185, 2017.

平瀬達哉　長崎大学大学院医歯薬学総合研究科

A　認知症者への集団でのアプローチのポイントは，快刺激，楽しいコミュニケーション，役割の創出，褒め合い，失敗を防ぐ支援を意識したアプローチによって認知症者の笑顔とやる気を引き出し，残存機能をいかして生活機能の向上を図ることです．

Q51 回想法の具体的な方法や効果について教えてください

回想法とは

　人生の経験や出来事が自然に思い出される心理的過程である回想を，共感的受容的態度をもって意図的に介入する心理社会的アプローチとして捉えられています．類型化は，狭義として一般的（単純）回想（reminiscence）と人生回顧（life review）に大別されていますが，最近では，手続き的記憶を活用した作業を引き出す作業回想法も広く使われるようになってきました．また，形態分類としてグループ回想と個人回想があります．

具体的な方法

　基本的には，高齢者の過去の経験を時期別（幼児期，小学生，青年期など）やテーマ別（遊び，行事，戦争，食形態など）について回想を語ってもらうものです．この回想を引き出したり，増強するために五感を刺激する提示刺激（プロンプトと称します）を使用することが多いです．例えば，懐かしい昔の道具や写真，動画，音楽などの視聴覚刺激や昔の食材や台所の香り，懐かしい食べ物の味などを体感することによりエピソード記憶が強化され，回想しやすくなることが知られています．

　実際の施設場面では，高齢者を5〜10人程度の小グループにより，ファシリテータがあらかじめ用意していた個人的体験（家族，旅行，仕事などについての思い出）について各人に語ってもらい，グループで共通性が高い事柄については語りを広げ，共有していきます．また，共通体験が高いと思われるもの（有名人，歌，学校での遊び，食生活など）についてはプロンプトを用意して合唱したり，道具を使用したりして回想を高めていきます．

　作業回想法[1]では，家事や手仕事，遊びなどをテーマになじみのある古い道具を使用して実践すると，支援者に伝えるという役割を担うことができます．例えば，A）洗濯板での洗濯，B）ぬか漬け，C）お手玉を縫う，長芋をすり鉢で擂るなどがあります【図】．

回想法の効果

　日髙ら[2]は，認知症高齢者に対する10年間のレビューから回想法のプロセスにおいては，叙述の質や量の増強，意味の発見，思考活動の高まりが，アウトカムにおいては，心理的機能（抑うつ）の緩和，感情的機能（情緒的雰囲気）の改善，社会的機能（対人交流）の向上，認知機能（見当識）の向上，well-beingの向上があったとしています．そのほか，行動心理症状（BPSD）の軽減や発現回数の増加，非言語的表現の豊かさの増加なども報告[3]されています．しかし，回想法のメカニズムは未だ不明であるとしています．

図 作業回想法での種目例

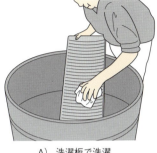

A) 洗濯板で洗濯

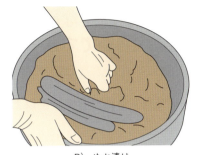

B) ぬか漬け

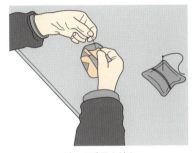

C) お手玉を縫う

参考文献
1) 来島修志：認知症のリハビリテーション　回想法と作業回想法．MB Med Reha，**164**：23-30，2013．
2) 日高悦子・他：認知症高齢者に対する回想法の意義と有効性　海外文献を通して．老年看護学，**9**(2)：56-63，2005．
3) 野村豊子：痴呆性高齢者への回想法　グループ回想法の効果と意義．看護研究，**29**(3)：225-242，1996．

田平隆行　鹿児島大学医学部保健学科

A 回想法の基本的方法は，高齢者の過去の経験を時期別やテーマ別で回想したものを語ってもらうものです．その効果は，心理・社会的機能の向上のみならず，行動心理症状の軽減も得られています．

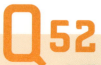

介護が必要な認知症患者の割合はどのくらいですか

認知症を有する高齢者の6割以上が介護を必要としています

　一般に，認知症が進行すると日常生活に何らかの支援・介護が必要になってきます．認知症患者に対する日常生活の自立度を評価する上では，「認知症高齢者の日常生活自立度」が広く用いられています．これは，認知症で見られる症状や行動に基づき，認知症の方にかかる介護の度合いをレベル分けする尺度で，介護度はIに近いほど軽く，Ⅳに近いほど重いことを表します【表】．

　この尺度を基に，厚生労働省は平成22年において，認知症を有する高齢者のうち介護保険制度を利用している人数（認知症高齢者の日常生活自立度でⅡ以上の人数）を約280万人と推計しています[1]．これは，同時点において試算された認知症有病者数の6割以上にあたり，要介護認定の申請を行っていない認知症患者は含まれていないことを考慮すると，多くの認知症患者が介護を必要としていることがわかります．

　さらに，厚生労働省の将来推計では，65歳以上の高齢者のうち認知症高齢者の日常生活自立度でⅡ以上の人数は今後さらに増加していくことが示唆されており【図1】，認知症患者のケアの重要性はますます高まっています．

表　認知症高齢者の日常生活自立度　　　　　　　　　　　　　　　　　　（厚生労働省，2010[1]）

ランク	判定基準	見られる症状・行動の例
I	何らかの認知症を有するが，日常生活は家庭内及び社会的にほぼ自立している	
Ⅱ	日常生活に支障を来すような症状・行動や意志疎通の困難さが多少見られても，誰かが注意していれば自立できる	たびたび道に迷う，買い物や事務，金銭管理などそれまでできたことにミスが目立つ等　服薬管理ができない，電話の対応や訪問者との対応などひとりで留守番ができない等
Ⅲ	日常生活に支障を来すような症状・行動や意志疎通の困難さがときどき見られ，介護を必要とする	着替え，食事，排便・排尿が上手にできない・時間がかかる，やたらに物を口に入れる，物を拾い集める，徘徊，失禁，大声・奇声を上げる，火の不始末，不潔行為，性的異常行為等
Ⅳ	日常生活に支障を来すような症状・行動や意志疎通の困難さが頻繁に見られ，常に介護を必要とする	ランクⅢに同じ
M	著しい精神症状や問題行動あるいは重篤な身体疾患が見られ，専門医療を必要とする	せん妄，妄想，興奮，自傷・他害等の精神症状や精神症状に起因する問題行動が継続する状態等

図1　認知症高齢者の日常生活自立度Ⅱ以上の高齢者数の推計
（厚生労働省における高齢者施策について，2014[2]）

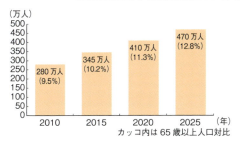

カッコ内は65歳以上人口対比

図2　介護が必要となった原因
（平成28年国民生活基礎調査[3]から作成）

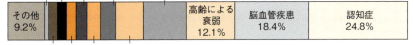

認知症は要介護の原因の中で最多

さらに，平成28年の厚生労働省の調査によると，介護が必要となった原因として認知症は最も多くの割合（24.8％）を占めており，前回調査で1位だった脳血管疾患を追い越して初めて1位となりました【図2】。このことからも，認知症患者の増加に伴って介護が必要な認知症患者も年々増加していることがわかります。

参考文献
1) 厚生労働省：「認知症高齢者の日常生活自立度」Ⅱ以上の高齢者数について．2010．
（http://www.mhlw.go.jp/stf/houdou/2r9852000002iau1-att/2r9852000002iavi.pdf）（2018年3月15日確認）
2) 厚生労働省：厚生労働省における高齢者施策について．2014．
（http://www.moj.go.jp/content/000123298.pdf）（2018年3月27日確認）
3) 厚生労働省：平成28年 国民生活基礎調査の概況．2017．
（http://www.mhlw.go.jp/toukei/saikin/hw/k-tyosa/k-tyosa16/index.html）（2018年3月15日確認）

牧野圭太郎　国立長寿医療研究センター老年学・社会科学研究センター

A　認知症患者のうち多くの方が介護を必要としており，我が国の推計によると約280万人にのぼります．また，介護が必要な認知症患者の人数は今後も増加していく傾向にあります．

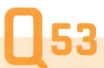

パーソン・センタード・ケアについて教えてください

認知症の"医学モデル"から"生物心理社会モデル"へ

パーソン・センタード・ケアとは，老年心理学者 Tom Kitwood（英）により理論化され，提唱された認知症の生物心理社会モデルに基づくケアの理念です[1]．英国では認知症にかかわる様々な保健福祉関係の基準とされ，わが国でも近年，認知症ケアの基本として，また多職種連携の基盤として重視されています．

認知症の症状は，原因となる疾患や時期によって差異があります．認知症をもつ人の行動や状態に，脳の障害が影響していることは当然ですが，それ以外にも，その人の行動や状態には，身体的健康状態や感覚機能，生活歴，性格傾向，社会心理（周囲の人間関係）などが複合的に影響しており（パーソン・センタード・モデル：【表】），それらを含む"人"全体を理解することが，認知症をもつ人の独自性を尊重した個別アプローチにおいては大変重要です[3]．

"身体的ニーズ"だけでなく，"心理的ニーズ"も満たされるアプローチ

パーソン・センタード・ケアでは，認知症をもつ人のウェルビーイング（よい状態）を高め，彼らが「周囲の人や社会と関わりをもち，一人の人として認められていると本人が実感できること」（パーソンフッド）を維持することが目指されています[4]．リハビリテーションにおいても，身体機能の維持改善など，単に身体面のニーズが満たされるだけでなく，認知機能に関わらず人々に潜在する"心理的ニーズ"【図】がその人にとってより満たされるように，環境を整え，アプローチすることが必要です．

Kitwood は，そのようなアプローチを通して，様々な要因により一時的に損なわれていた能力が一定程度回復する可能性もあることを示唆し，"Rementing"と呼びました[1]．近年，パーソン・センタード・ケアを提供することにより，認知症の人々の焦燥感の軽減や，

表　認知症のパーソン・センタード・モデル

NI	脳の障害（Neurological Impairment）
H	身体的健康・感覚機能（Health）
B	生活歴（Biography）
P	性格傾向（Personality）
SP	社会心理（Social Environment）

III―認知症のリハビリテーション・ケア

図 認知症をもつ人にとって重要な心理的ニーズ

くつろぎ（やすらぎ）
共にあること
アイデンティティー（自分が自分であること）
愛
たずさわること
愛着・結びつき

向精神薬の投薬量減少なども報告されています[5,6]．

認知症の人の視点に立ったケアの質の向上

Brooker[2]によれば，パーソン・センタード・ケアの実践には，VIPSの4要素が必要です．すなわち，全ての人々が尊重される価値基盤（Ｖ），個人の独自性の尊重（Ｉ），その人の視点に立つこと（Ｐ），支え合う社会的環境を提供すること（Ｓ）です．

認知症の人の視点に立ったケアの質の向上を図る目的で，Kitwoodらにより認知症ケアマッピング（DCM）という評価ツールも開発され，日本にも導入されています．チームで，認知症をもつ人の経時的な行動観察記録をもとに，その人の視点でふり返りながら，よい状態をより高めるような具体的アプローチについて検討します[3]．パーソン・センタード・ケアを推進するための発展的評価として，また，多職種チームで視点を共有してケア向上に取り組むための教育ツールとしても活用されています．

参考文献

1) Kitwood T（原著）／高橋誠一（訳）：認知症のパーソンセンタードケア 新しいケアの文化へ．筒井書房，2005．
2) Brooker D（原著）／水野 裕（監修）：VIPSですすめるパーソン・センタード・ケア．クリエイツかもがわ，2010．
3) Brooker D, Surr C：Dementia Care Mapping：Principles and Pactice. Bradford Dementia Group, 2005.
4) 水野 裕：Dementia Care Mappingの臨床的有用性と今後の課題．老年精神医学雑誌，**19**(6)，657-663，2008．
5) Fossey J, et al.: Effect of enhanced psychosocial care on antipsychotic use in nursing home residents with severe dementia: cluster randomized trial. BMJ, **332**(7544): 756-761, 2006.
6) Chenoweth L, et al.: Caring for Aged Dementia Care Residents Study (CADRES) of person-centred care, dementia-care mapping, and usual care in dementia: a cluster-randomised trial. Lancet Neurol, **8**(4): 317-325, 2009.

村田康子　NPO法人パーソン・センタード・ケアを考える会

A　パーソン・センタード・ケアとは，生物心理社会モデルに基づく認知症ケアの理念です．認知症をもつ人のニーズを心理社会面からもとらえ，その人独自の背景や要因を考慮し，その人の視点に立ってチームでアプローチすることが重要です．

Q54 受診を拒否する認知症が疑われる高齢者に対する接し方のポイントを教えてください

　軽度の認知症の人が病院受診を拒否することは多く，家族の方や担当のケアマネジャーから対応方法について相談があります．早期受診・早期治療を開始するために，認知症，もしくは疑いのある人が，不安を抱えることなく，安全かつスムーズに病院を受診する必要があります．

接し方のポイント

【認知症の人の気持ちを理解する】

　軽度の認知症の人は，自分が認知症であると認めたくない，認知症であった場合はどうしたらよいか等の漠然とした不安に襲われてしまいます．記憶力が低下していることを周囲に気づかれないように，取りつくろう反応「取りつくろい」や，誰かに質問されたときに答えがわからず，家族のほうを振り返って助けを求めようとする「Head Turning Sign」（振り返り行動）」という行動も外来受診などにみられることがあります[1]．認知症の人は，認知機能障害に対して違和感や苦痛を感じているため，忘れてしまっていることを指摘されたり，失敗を責められたりすることで，自尊心が傷つき，自信を喪失し，不安を抱えています．このような認知症の人の心の有り様をくみ取った関わり方が重要です．

　認知症が疑われる高齢者の方が，記憶力の低下や見当識障害などにより日常生活上での問題を抱えている場合には，受診を勧める必要があります．家族が認知症を疑うきっかけとなった日常生活での変化として，物忘れや時間や場所の失見当識が頻繁にみられるようになったり，また仕事や家事が以前と同じようにできなくなったり，金銭や携帯電話の取り扱いができなくなったなどがあります．これは，家族だけではなく，周囲の人々がこのような変化を認めた場合にも認知症を疑うタイミングになります．認知症を疑う場合にはもの忘れなどを指摘するのではなく，認知症の人の不安により寄り添い，認知症の人の気持ちを理解することが重要です．

【具体的な接し方】

　認知症が疑われる人に，もの忘れや失敗を指摘するのではなく，そのことから生じている「日常生活上の困り事」を傾聴・確認します．その「困り事」に対し，どのような手助けを行う事で「困り事」が解決できるのか考えていくことが必要です．まずは不安を和らげるような声かけや，肯定的な声かけを行うことで，安心感を与えることが重要です．性急に受診を無理強いすると，受診を拒否してしまうなど逆効果となることもあるため，無理強いはしないようにします．

受診までのポイント

【周囲の協力を得る】

　家族がいくら受診を勧めても拒否されていたのに，信頼しているかかりつけの医師や担当のケアマネジャーの勧めであれば受診できたという例もあります．認知症の人が信頼している周囲の人に頼ることも必要です．受診を無理強いすることで，易怒性の出現につながり，ますます受診を拒否する羽目になってしまいます．一度，受診を拒否した場合は，無理強いはせずに，何かしらの症状を訴えた時や体調が悪い時に，脳梗塞や脳出血がないかの検査として，または健康診断の一環として勧めることも有効です．また，認知機能低下に伴い何か失敗したときこそ，病院受診のチャンスと捉えることができます．

　本人・家族だけで抱え込まずに，かかりつけ医や担当のケアマネジャー，地域包括支援センターに相談することも必要です．

【スムーズな受診のための連携を図る】

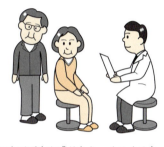

　安心して受診してもらうためのポイントについて述べたいと思います．受診そのものも大事ですが，診察を受けるまでの配慮や周囲の協力が受診するために必要になります．せっかく病院まで来ても，待ち時間の長さや検査に対する苦痛から，易怒性が出現し，何もできないまま帰ってしまうこともあります．「認知症だから，すぐ忘れてしまうから」説明を省くのではなく，予定がわかっていればその都度の説明も必要です．家族だけに面談や説明がされているとき[*]には，認知症の方が不安を感じたり，イライラを募らせないように，スタッフが細やかに声かけを行うなど，認知症の人がひとり（孤独）にならないような配慮が必要です．担当ケアマネジャーに付き添いを依頼したり，かかりつけ医に紹介状を記載してもらったり，もの忘れ外来へ事前に相談することも必要です．

参考文献
1) 鈴木みずえ：多職種チームで取り組む認知症ケアの手引き．日本看護協会出版会，p63，2017．
2) 日本認知症学会（編）：認知症テキストブック．中外医学社，p241，2012．

---

[*] 軽度の認知症の方は取り繕いが上手で，医師に聞かれても何の問題もないように答えてしまう事があるため，病院受診には家族の付き添いが必要である[2]．

A　榎本さつき　鹿児島共済会南風病院

受診を拒否する時には受診を無理強いすることはよくありません．認知症の方の気持ちを理解し，不安や苦痛に寄り添うことが必要です．本人が受診を受ける気持ちになるよう周囲の人々が協力することで，スムーズな受診につながります．

Q55 軽度の認知症者との基本的な接し方を教えてください

軽度認知症とは

　軽度の認知症の人では，長期的および短期的記憶は全てが失われるわけではなく，会話だけでは気づかないこともあります．昔のことはよく覚えていますが，最近の情報は覚えていないことも多く，同じ内容の話や同じ質問を何度も繰り返すことがあります．また，早口での話し方や，スピードの速い話や周囲のうるさい環境などの騒音の中では，話を理解することが困難です．抽象的な会話や皮肉を理解する能力も失われるといわれています．複雑な話や状況になると，何について話して良いのかわからなくなります．そうなると，間が空いてしまい，すぐに質問に答えられなくなり集中力もとぎれて，その時の話題に注意や関心を持ち続けることも難しくなり，話し手への注意が数分間しか続かなくなります．不安などから感情に変動があり，怒りなどをコントロールすることが難しいため，話し相手とトラブルになることもあります．

　認知症疾患診療ガイドライン 2017 では，「軽度の認知症とは，Clinical Dementia Rating (CDR) 1 に該当し，基本的日常生活動作 activities of daily living（ADL）は自立しているが，社会的・手段的日常生活動作 instrumental ADL（IADL）には支障がある状態で，かつ，その原因が認知機能低下によるものである」[1]とされています．アルツハイマー型認知症では，記憶を司る海馬が萎縮するため記憶障害が現れ，萎縮はさらに，側頭葉，頭頂葉へ広がり，見当識障害も生じます．記憶障害や見当識障害など中核症状に配慮した関わり方に加え，認知症初期から出現する認知症に伴う行動・心理症状（BPSD：behavioral and psychological symptoms of dementia）に注意した関わり方が必要です．

接し方のポイント

　一般的な認知症ケアとして認識されているものに，パーソンセンタードケアという理念やバリデーションなどの技法があります．これらのケアに共通することは，認知症の人の意思を尊重し，敬意と共感を持って対応することが重要であるとされています．周囲との人々との関わり方によって，認知症の人は混乱を生じ，BPSD が出現し悪化してしまう可能性もあります．

　軽度の認知症の方は，話し言葉は流暢で，構音も良好であり，取りつくろいも上手なため，周囲の人はコミュニケーションに問題がないと感じるかもしれません．しかし，徐々に理解障害が進行し，内容が簡素化していくため，病期に合わせた周囲の人々との関わり方が重要になります．

【傾聴する】

　軽度の認知症の人のコミュニケーション能力を理解することで，接し方の工夫もできます．認知症の人の個々人の記憶の状態に応じて，本人が混乱しないように接することを心がけます．認知症の人は何度も同じことを話すかもしれません．しかし，本人にとっては，常に初めて話しているつもりであるため，繰り返していることを指摘しないで，毎回初めて聞いたように応じることが，認知症の方の安心感につながります．記憶障害による間違いや失敗を指摘することは，認知症の人の不安を増長させ，プライドを傷つけてしまいがちです．

【目を見て話しかける】

　話しかけるときも，静かな環境で言葉が理解できるように，ゆっくりはっきり話しかけます．アルツハイマー型認知症の人は，海馬の萎縮による記憶障害により出来事の事柄は忘れてしまうかもしれません．しかし，海馬近くの扁桃体は保たれるため，感情記憶は残るといわれています．この感情の「快」の部分に働きかけていくことが必要です．笑顔でしっかりと目線を合わせ話しかける，視線をつかみ続けることで，認知症の人の注意を向けさせることができます．少しずつ体の距離を近づけながら，最終的には優しくタッチングしながら，そばに寄り添い，ゆっくりと話しかけることで，心地よい安心感のある接し方を提供できると思います．

　話題は短く具体的にして伝えます．話しの間が空くことも理解し，せかさず返事をゆっくりと待ちます．途中で認知症の人の話を遮らないことも必要です．認知症の人は，識字認識は保たれていることが多いため，メモを活用することも有効です．よく聞かれることなど，本人に伝わるように簡潔にメモに書くようにすると安心されます．

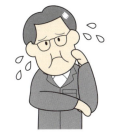

　認知症の人の話が現実と異なっていても，本人の世界，回想を尊重すること，忍耐と寛容さが大切です．

参考文献

1) 日本神経学会（監修）：認知症疾患診療ガイドライン2017．医学書院，p161，2017．
2) 中島紀恵子：認知症の人びとの看護　第3版．医歯薬出版，p123，2017．

A

榎本さつき　鹿児島共済会南風病院

軽度の認知症の人のコミュニケーション能力を理解することで接し方のヒントを得ることができます．認知症の人にとって心地よいと思える接し方を意識し，笑顔で目線を合わせ，そばに寄り添い，その人にとって楽しい会話を一緒にすることで，快の感情に働きかけていくことが必要です．

Q56 中等度～重度の認知症者とのコミュニケーションをとるポイントを教えてください

中等度～重度の認知症とは

　中等度の認知症になると記憶障害が進み，語彙の減少，話しの流暢性が低下します．見当識障害では時間の見当識に加え，場所の見当識も目立つようになり，加えて馴染みのない人物の名前がわからなくなります．長めの会話が理解できず，文章を読み上げることはできるが，内容を理解することが難しくなります．会話の間はさらに空き，発語が短く，会話も質問も少なくなり，自発的な意見や意見の自己修正をしなくなり，つじつまの合わない会話が増えてきます．

　このように周囲の人々がどのように接したら良いのか混乱が生じると同時に注意が保てなくなるため，会話中に違うことを始めたり，違うことを話したりするため，周囲から孤立し，引きこもってしまいます．

　重度の認知症では，ADL が障害され，寝たきり状態となり，親しい家族もわからなくなります．ほとんどの言葉の意味を理解できなくなり，全く話さなくなり無言となることも多くなるため，中等度から重度の認知症の人とのコミュニケーションでは，認知症の人のレベルにあったコミュニケーションが必要です．

　認知症疾病診療ガイドライン 2017 では，「中等度認知症とは，Clinical Dementia Rating (CDR) 2 に該当し，ADL にも障害があり，日常生活を行ううえである程度の介護が必要な状態で，かつ，その原因が認知機能低下であるものである．重度認知症では，CDR 3 と評価される状態で重度の記憶障害があり，残っているのは断片的な記憶のみで，人物に関するもの以外の見当識は失われ，問題解決や判断は不能で，家庭外では自立した機能は果たせず，家庭外での活動に参加できないように見え，家庭内でも意味のあることはできず，多大な介助が必要で，しばしば失禁するような状態である」[1] とされています．

コミュニケーションのポイント

【意思決定支援】

　中等度の認知症までであれば，意向を要望することは可能であるため，本人に伝わる方法で説明し，本人の意向を確認していく意志決定支援が必要になります．語彙の減少や話しの流暢性の欠如，注意が維持できないことで，うまく伝えられないことも増えます．認知症の人の身振り，手振りなど非言語的なメッセージに注意を向け，認知症の人の気持ちを汲みとっていくことが必要です．

　認知機能障害に配慮し，わかりやすい言葉で，ゆっくりと話しかけ，静かで落ち着いた環境を整えます．見当識障害に関しては，現実見当識訓練を日々の生活の中で活用すること

有効です．日付・季節・居場所など現実の情報を伝えて見当識を高める方法で，24時間の生活の中で，見当識に働きかけることができます．

ただし，見当識の混乱が著しい場合や中期以降の場合は，不安と混乱をもたらし，BPSDを悪化させる可能性もあるため注意する必要があります．

【非言語的コミュニケーションの活用や環境調整も活用する】

軽度の認知症者への接し方の基本で述べたように，中等度から重度の認知症であっても，「快」の感情に働きかけていくことが必要です．

こんな事例があります．重度の認知症で寝たきり状態にあり，自発語がほとんど無くなった患者の事例では，看護師等が笑顔でしっかりと目線を合わせ話しかけ，タッチングを続けました．さらに患者が自分の周囲の置かれている環境が理解できるようにベッドアップを行い，そばに寄り添い，話しかけることもチームで取り組みました．3ヶ月経ったある日，いつものように話しかけていたスタッフに対し，高度の認知症で話せないと思われていた患者が，突如話しかけてきたそうです．その後は少しずつ語彙も増えているそうです．

重度の認知症の人にとって心地よいと思える接し方を，一人ではなくチームで毎日取り組んだことが，有効であったのではないかと思います．

【尊厳を守る】

中等度から重度の認知症の人は，ADLが障害されていきます．廃用性症候群予防のためにも認知症の人の持てる力を最大限に活かすための関わりが必要です．認知症の人のできること，できないことを確認することや，結果だけではなくその過程で，何ができて，何を支援すればできるようになるのか観察していきます．できることは少なくなっていく認知症の人でも，できることがある

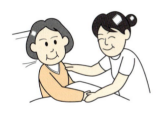

ことはその人の自信につながります．認知症の人は困った人ではなく，「困っているのに，自分の力だけでは困り事が解決できない人である」ことを理解したうえで，最期まで敬意と共感を持って対応し，認知症の人の尊厳を保つよう関わることが重要です．

参考文献
1) 日本神経学会（監修）：認知症疾患診療ガイドライン2017．医学書院，p161, 165, 2017.
2) 中島紀惠子：認知症の人びとの看護　第3版．医歯薬出版，p123, 2017.

榎本さつき　鹿児島共済会南風病院

A

うまく伝えられないことが増えるため，身振り，手振りなど非言語的なメッセージにも注目し，認知症の人の気持ちを汲みとっていくことが必要です．認知機能障害に配慮し，わかりやすい言葉で，ゆっくりと話しかけ，静かで落ち着いた環境を整えます．また，廃用性症候群に注意し，認知症の人のできること，できないことを確認し，もてる力を最大限に活かし，尊厳を保つことが必要です．

Q57 中等度〜重度の認知症者の ADL 介助のポイントを教えてください

ここでは筆者が重要視している ADL 介助に必要な2つのポイントについて紹介します．

過剰な介助をしないこと

認知症者の ADL は，動作遂行に多くの時間がかかることや，活動意欲の低下により介助者へ依存的になることがあり，介助者が介助をしすぎる場合があります．過剰な介助は，残存した筋力や動作能力の低下を生じる可能性があり，また活動意欲の減少をもたらすおそれもあります[1]．認知症者の動作能力を適切に評価し，なるべく能力を発揮できる介助方法を選択することが理想です．

動作能力の評価は，介助する動作を項目に分け，どの項目が自力で行うことができないのかを評価します．不可能であった項目は介助を要しますが，まず声掛けや指差しなどの注意を促すような認知的な介助にて可能かを評価します【表】．それで可能であれば，その頻度や時間を評価します．不可能であれば，介助者による物理的な介助を行います．例えば，ベッドから起き上がり，靴を履こうとする場面を想定します．靴を履く動作を「足を挙げる」，「つま先を靴に入れる」，「踵を入れる」，「靴のマジックテープを留める」の4項目に分けます．このうち，認知症者が自力で行えない項目に対して，まず声掛けを行い【表】，それでも不可能な場合は介助者による物理的な介助を行います【図】．

このような考え方を様々な動作に応用し，動作を項目に分け，認知的な介助や物理的な介助がどの程度必要か評価することによって，認知症者の能力を把握します．

BPSD を悪化させないこと

介助をしすぎると認知症者の役割を奪い，介助をしなさすぎると不快な思いをさせ，BPSD を悪化しかねません．そのため，上記の考え方で適切な介助量を評価し，提供する必要があります．また，認知症者の疼痛は BPSD を促進する要因と報告され[2]，疼痛管理は BPSD を悪化させないために重要ですが，認知症者のコミュニケーション能力の問題か

表　認知的な介助量の評価方法

質的側面	量的側面	例
声掛けによる指示	声掛けの頻度	「靴のマジックテープを絞めてください」と声掛けを5回要した．
視覚入力による指示	指差しの時間	靴のマジックテープへの指差しを30秒間要した．

図　介助量を評価するための考え方

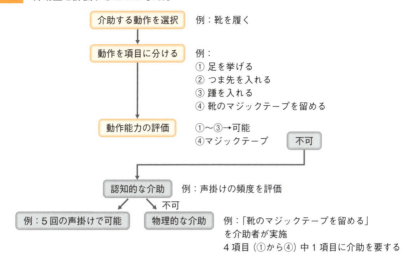

ら疼痛評価に難渋します．この場合，介助者が認知症者の行動を観察し，疼痛を評価できる日本語版 Abbey Pain Scale[3] が役立ちます．認知症者の疼痛を把握したうえで，疼痛が生じない介助方法を検討します．

参考文献
1) 田中尚喜：介護動作の基本原則／武藤芳照・他（編）：介護者の腰痛予防　腰を守るための介護姿勢と環境整備．pp42-45，日本医事新報社，2005．
2) 鈴木みずえ・他：認知症高齢者における疼痛の有症率と疼痛が認知症の行動・心理症状（BPSD）に及ぼす影響．老年看護学，**19**(1)：25-33，2014．
3) Takai Y, et al.: Abbey Pain Scale: development and validation of the Japanese version. *Geriatr Gerontol Int*, **10**(2): 145-153, 2010.

若月勇輝　和光会川島病院リハビリテーション部

> ポイントは，過剰な介助をしないこと，BPSD を悪化させないことです．これらを多職種と相談し，介助方法を選択することによって，より良い介助方法になります．

Q58 認知症と転倒の関連について教えてください

認知症は転倒の強力なリスクファクター

　認知症は，独立した転倒の危険因子となることが多くの研究で明らかになっており，認知症でない高齢者に比較して転倒発生率が約2倍，転倒による大腿骨近位部骨折の発生率は3倍にもなるとされています[1]．【図1】は，認知症の進行度［軽度認知障害（MCI）／軽度認知症／中等度認知症］とタイプ［健忘型／非健忘型，またはアルツハイマー型（AD）／非アルツハイマー型（非AD）］による転倒経験者の割合を比較した研究の結果です．認知健常からMCI，認知症のように，症状が進行するほど，転倒者の割合が大きくなります．またADよりもレビー小体型や脳血管性認知症のような非ADでより転倒のリスクが高いことがわかっています．さらに，神経心理学検査によって判定された認知機能障害も同様に転倒リスクを増大させる要因となり，全般的認知機能の障害（Mini-Mental State Examinationの得点が26点未満）の場合，転倒による受傷危険が2.1倍になることがメタアナリシスにより報告されています[3]．同じ研究の中で，全般的認知機能に低下がない場合でも，Trail Making Test Bなどで評価した遂行機能に障害がある場合に転倒リスクが増大することもわかっています．

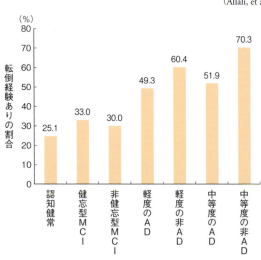

図1　過去1年間の転倒経験者と割合の認知症・認知障害のタイプによる差異
（Allali, et al, 2017[2]より作成）

図2 認知症者の転倒危険に関わる諸因子

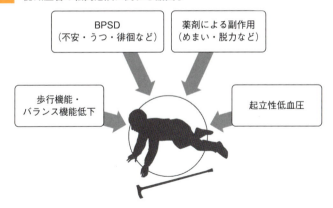

認知症の転倒は様々な要因によって起こります

　認知症者の転倒リスクは，様々な要因の相互作用によって増大します．歩行・バランス機能の低下に代表される運動機能低下，多剤服用，日中の眠気，大脳白質病変，うつ徴候，起立性低血圧などが認知症者の転倒の危険因子として報告されています[4]．また，認知症の行動・心理症状（Behavioral and Psychological Symptoms of Dementia：BPSD）によって，状況に応じた適切な判断ができず，安全を優先した行動がとれなくなることで転倒リスクは高まります．例として，不安や焦燥のような心理症状がある場合に，興奮して急に車椅子から立ち上がるなどの衝動的な行動をとることが挙げられます．抑うつや睡眠障害の治療のための向精神薬がめまいや脱力を引き起こすなど，薬剤の副作用も認知症で多い転倒要因となります．

参考文献
1) Baker NL, et al.: Hip fracture risk and subsequent mortality among Alzheimer's disease patients in the United Kingdom, 1988-2007. *Age Ageing*, **40**(1)：49-54, 2011.
2) Allali G, et al：Falls, cognitive impairment, and gait performance: results from the GOOD initiative. *J Am Med Dir Assoc*, **18**(4)：335-340, 2017.
3) Muir SW, et al.: The role of cognitive impairment in fall risk among older adults: a systematic review and meta-analysis. *Age Ageing*, **41**(3)：299-308, 2012.
4) 4) Allali G, Verghese J: Management of Gait Changes and Fall Risk in MCI and Dementia. *Curr Treat Options Neurol*, **19**(9)：29, 2017.

上村一貴　富山県立大学工学部教養教育

認知症は転倒・骨折の独立した危険因子となり，歩行・バランス機能の低下，BPSD，薬剤の副作用，起立性低血圧のように様々な要因が関わっています．

Q59 認知症者の転倒の危険を把握するための評価方法を教えてください

認知症者の転倒危険は様々な側面からの評価が必要

　認知症者の転倒には，認知機能の低下そのものに加えて様々な因子が関わっているため，多面的な評価が必要となります．認知症者の転倒リスク評価として確立されたガイドラインなどは現状ではないものの，一般的な高齢者の転倒リスク評価に加え，認知症に特有の症状，あるいは認知症者で問題になりやすい転倒関連要因の評価を含めることが推奨されています【表1】．認知症の重症度が高いほど転倒リスクが高くなるため，Mini-Mental State Examinationや長谷川式スケールを用いた全般的認知機能の評価は基本的な項目となります．また，認知症高齢者の多くは，高血圧のような生活習慣病を合併しており，降圧剤などの副作用によりめまいや起立性低血圧を起こすことがあります．BPSDの治療薬も含めて，転倒の原因となりうる作用・副作用をきたす薬剤の有無を評価しておく必要があります．

歩行分析による認知症者の転倒危険評価

　歩行障害は認知症者でよくみられる徴候の一つです．認知症の類型別では，脳血管性

表1　認知症者の転倒リスク評価　　（Allali et al, 2017 [1]）より作成）

全般的評価
転倒歴（単一か複数回か）
転倒恐怖感
服薬
向精神薬（ベンゾジアゼピン系睡眠鎮静薬，抗不安薬など）
抗てんかん薬
パーキンソン病治療薬
高血圧治療薬（カルシウム拮抗薬，利尿薬など）
神経学的検査
神経心理検査（認知症の重症度，ADか非ADか）
歩行機能，バランス機能
感覚障害（視覚，前庭覚など）
その他の神経学的所見（パーキンソニズム，末梢神経障害など）
行動・心理症状
心理症状（抑うつ，せん妄，不安，焦燥，アパシーなど）
行動症状（徘徊，昼夜逆転，不穏，失禁など）
心血管系評価
起立性低血圧

III ― 認知症のリハビリテーション・ケア

表2 認知症者の歩行分析による転倒リスク評価

①患者自身による主観的評価
　　自覚的な歩行困難
②臨床家の観察による歩行分析
　　異常歩行（神経学的徴候）
　　　・歩行時の顕著な動揺
　　　・運動失調性歩行（ワイドベース，酩酊歩行）
　　　・神経障害による異常歩行（下垂足，感覚障害）
③量的指標による歩行分析
　　Timed Up & Go test（TUG）
　　Berg Balance Scale（BBS）
　　Performance-Oriented Mobility Assessment（POMA）
　　二重課題条件での歩行評価

（79％），レビー小体型（75％），アルツハイマー型（25％）の順に歩行障害の臨床所見を有するものが多かったとされ[2]，認知症そのものが進行すると歩行障害も重度化します．認知症の転倒危険を知る上で，歩行能力の評価は重要な役割を果たし，①患者自身による主観的評価，②臨床家の観察による歩行分析，③量的指標による歩行分析の3つの側面からの評価が可能です【表2】．自覚的な歩行困難がある症例では転倒危険が高いとされていますが[3]，進行した例では病態失認により自己の能力を過大評価している場合もあるので注意が必要です．観察による歩行分析では，異常歩行のうちでも動揺を伴う歩行，失調性歩行，神経障害による異常歩行が，パーキンソン歩行や片麻痺歩行以上に転倒リスクと関連していたことが報告されています[4]．これらの質的な評価に加え，ストップウォッチなどを用いて定量的に歩行を分析することも必要であり，Timed Up & Go test などが推奨されています．また，認知症の初期徴候としての歩行変化を顕在化させて捉えるためには，二重課題により認知的負荷を与えることも有効となります．

参考文献

1) Allali G, Verghese J: Management of Gait Changes and Fall Risk in MCI and Dementia. *Curr Treat Options Neurol*, **19**(9)：29, 2017.
2) Allan LM, et al.: Prevalence and severity of gait disorders in Alzheimer's and non-Alzheimer's dementias. *J Am Geriatr Soc*, **53**(10)：1681-1687, 2005.
3) Covinsky KE, et al.: History and mobility exam index to identify community-dwelling elderly persons at risk of falling. *J Gerontol A Biol Sci Med Sci*, **56**(4)：M253-259, 2001.
4) Verghese J, et al.: Neurological gait abnormalities and risk of falls in older adults. *J Neurol*, **257**(3)：392-398, 2010.

上村一貴　富山県立大学工学部教養教育

認知症者の転倒危険は，薬剤の副作用やBPSDなど認知症に特有の問題を含めた多面的な評価が必要です．歩行能力の評価には，主観的な歩行困難と，観察および量的指標による歩行分析が用いられます．

IV. 認知症の予防

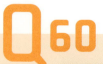

軽度認知障害（MCI）の定義を教えてください

MCIとは

　MCI は mild cognitive impairment の頭文字による表現で，軽度認知障害と訳されますが，一般的には軽度認知症と誤解されることも少なくないため，MCI と表現する機会が増えています．MCI は認知症の診断には至らないが，正常（年齢相応）とは判断し難い，言わば正常と認知症の中間（グレーゾーン）を意味しており，認知症の前駆状態とされることもあります．このような概念は，以前から複数の表現で提唱されており，例えば DSM-Ⅳ（米国神経医学会）による mild neurocognitive decline（軽度神経認知低下）や国際疾病分類第10版（ICD-10）の mild cognitive disorder（軽症・軽度認知障害）などが挙げられます．

　MCI は 1990 年代に提唱され始め，以降に複数の定義が示されています．2003 年にストックホルムで開催された MCI の Key symposium で議論され，2004 年に【表】のような定義が発表されました[1]．その定義によると，認知症には該当せず基本的な日常生活活動能力（ADL）が保たれているに関わらず，認知機能が正常とは言えない状態で，本人や第三者からの申告と客観的な認知機能検査の障害を有する状態（または／もしくは，客観的な認知機能検査における経時的な低下）とされています．

　また，2011 年には National Institute on Aging（米国立老化研究所）と Alzheimer's Association（アルツハイマー病協会）によるワーキンググループからも MCI に関する定義（とりわけ，アルツハイマー病を背景とした MCI）が提唱されており[2]，中核的な臨床定義としては，1）認知機能の変化に対する訴えがある，2）1つ以上の領域で認知機能の低下がある，3）日常生活が自立している，4）認知症ではない，の4つを定めています．加えて，研究定義ではアミロイドβ蓄積を反映するバイオマーカー（脳脊髄液アミロイドβ等）と神経変性を反映するバイオマーカー（脳内糖代謝イメージングや海馬萎縮等）を考慮することが推奨されています．

表　MCI の一般的な判断基準の推奨内容　　　　　　　　　　　　（Winblad et al, 2004[1] より作表）

- ■ 認知機能が正常でない，しかし認知症には該当しない
　　（DSM-Ⅳおよび ICD-10 の認知症診断基準を満たさない）
- ■ 認知機能の低下を有する
　　―本人および（または）第三者からの申告と客観的な認知課題への障害を有する
　　（および／または）
　　―客観的な認知課題への経時的な低下の根拠を有する
- ■ 基本的な日常生活活動能力は保持されており，複雑な手段的な日常生活活動能力の最小の低下にとどまる

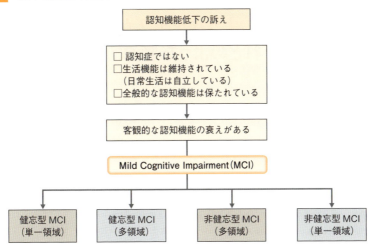

図 MCI の分類プロセス

MCI の分類

代表的な MCI の分類を【図】に示します．客観的な認知機能検査において，低下を認める領域によってタイプを大別します．しかし，客観的な認知機能をどの程度の低下で MCI と判断するかについては必ずしも明確な基準はなく，同等の教育歴を有する同年代の平均値等を判断材料とすることが多いようです[3]．また，主観的な認知機能の低下を有することが前提となっていますが，主観的な訴えがなくとも，客観的な認知機能低下を有する者も少なくないため，今後に議論が必要と考えられます．

参考文献
1) Winblad B, et al.: Mild cognitive impairment--beyond controversies, towards a consensus: report of the International Working Group on Mild Cognitive Impairment. *J Intern Med*, **256**(3) : 240-246, 2004.
2) Albert MS, et al.: The diagnosis of mild cognitive impairment due to Alzheimer's disease: recommendations from the National Institute on Aging-Alzheimer's Association workgroups on diagnostic guidelines for Alzheimer's disease. *Alzheimers Dement*, **7**(3) : 270-279, 2011.
3) Lyketsos CG, et al.: Prevalence of neuropsychiatric symptoms in dementia and mild cognitive impairment: results from the cardiovascular health study. *JAMA*, **288**(12) : 1475-1483, 2002.

牧迫飛雄馬　鹿児島大学医学部保健学科

A MCI は正常（年齢相応）と認知症の中間（グレーゾーン）を意味しており，認知機能の低下を有する領域および低下の領域の数でサブタイプに分類されます．

Q61 MCIにはどのようなタイプがありますか，またそれぞれどのような特徴がありますか

MCIには大きく分けて4つのサブタイプがあります【図1】

　MCI（Mild Cognitive Impairment）は，「記銘力障害の有無」と「遂行機能，言語能力，視空間認識などの認知機能の障害があるか」という視点から細分化されています．まず，「記銘力障害の有無」により健忘型MCI（amnestic MCI：aMCI）か非健忘型MCI（non-amnestic MCI：non-aMCI）かに分けられます．さらに，記憶と複数の認知機能（言語機能，遂行機能，視空間機能）障害のうち，1つだけ障害（single domain）されているか，複数の領域（multiple domain）が障害されているか分けられます．これにより，健忘性MCI単一領域タイプ（aMCI single domain），健忘性MCI複数領域タイプ（aMCI multiple domain），非健忘性MCI単一領域タイプ（non-aMCI single domain），非健忘性複数領域タイプ（non-aMCI multiple domain）の4つのタイプに細分化されます．

MCIのサブタイプによって将来の認知症リスクが異なります

　それぞれタイプの特徴は次のようです．①健忘性MCI単一領域タイプは，記銘力（新しく覚える能力）障害のみが目立ちます．②健忘性MCI複数領域タイプは複数の高次脳機能

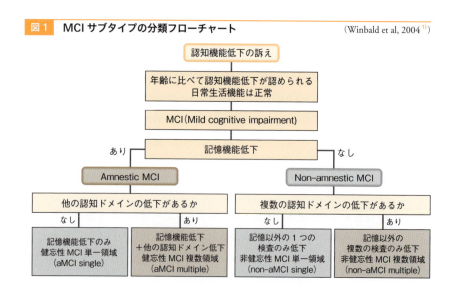

図1 MCIサブタイプの分類フローチャート　　　　　　　　　　（Winbald et al, 2004[1]）

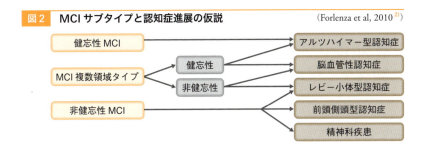

図2 MCI サブタイプと認知症進展の仮説　　(Forlenza et al, 2010[2])

にわたる軽微な機能低下がありますが日常生活に支障はありません．③非健忘性MCI単一領域タイプは，記銘力障害はありませんが，視空間認識や言語の機能などのうち1つの領域で高次脳機能障害がみられます．④非健忘性複数領域タイプは，記銘力障害はありませんが，視空間認識や言語の機能などのうち複数領域で高次脳機能障害がみられます．

この4つのタイプのうち，健忘性MCI単一領域タイプおよび健忘性MCI複数領域タイプは将来アルツハイマー型認知症の発症リスクが高いとされています．また，非健忘性MCIタイプはレビー小体型認知症や前頭側頭型認知症また他の精神科的疾患に移行することが多いとされます．複数領域にまたがるMCI（multiple-domain MCI）では健忘のあるものはアルツハイマー型認知症や脳血管性認知症に移行することが多く，非健忘性の者はレビー小体型認知症や脳血管性認知症に移行することが多いとされています【図2】．

参考文献

1) Winbald B, et al.: Mild cognitive impairment-beyond controversies, toward a consensus: report of the International Working Group on Mild Cognitive Impairment. *J Intern Med*, **256**(3) : 240-246. 2004.
2) Forlenza OV, et al.: Diagnosis and biomarkers of predementia in Alzheimer's disease. *BMC Med*, **8**(1) : 89, 2010.

今岡真和　大阪河﨑リハビリテーション大学リハビリテーション学部

MCIには4つのサブタイプがあります．それぞれ将来なりやすい認知症のタイプも異なります．MCIを細分化して評価することは，これらの危険リスクを知るために重要です．

Q62 認知症の危険を発見するためのポイントを教えてください

最初に気づく認知症の症状

　認知症の危険を正確に把握するためには，主症状である認知機能を客観的に評価することが必要です．一方で，認知機能低下に伴ってどのような症状がみられるかどうかを知ることで，いち早く認知症を察知することも重要です．【図1】には，家族が最初に気づく認知症の症状が挙げられています．特に多い症状として，「同じことを言ったり聞いたりする」，「物の名前が出てこなくなった」，「以前はあった関心や興味が失われた」，「置き忘れやしまい忘れが目立った」が挙げられます．しかし，これらの症状は，認知機能低下がない人にもみられるものであり，また加齢に伴いよく聞かれるものでもあります．大事なことは，これらの症状がみられる頻度が高くなってきた，あるいは多数の症状がみられるようになった場合です．いかに早くこの危険を察知し，いかに早く対処できるかが重要です．

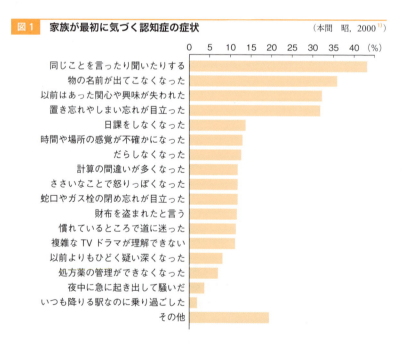

図1　家族が最初に気づく認知症の症状　　　　（本間　昭，2000[1]）

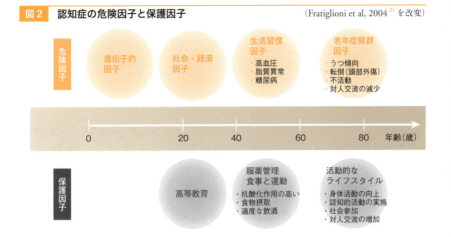

図2　認知症の危険因子と保護因子　　　　　　　　　　　　（Fratiglioni et al, 2004[2]）を改変）

認知症の危険因子

　年齢を横軸にとった場合に，年代ごとに該当する危険因子をまとめて【図2】に示しています．遺伝的因子や社会・経済因子など，理学療法士が主にかかわる対象者においては変えることのできない因子もあります．一方で，中年期において生活習慣病を有することは，その後の認知症の発症に影響をもっていることが明らかとなっているため，これらの疾病に対する適切な薬物治療や生活習慣の改善などのアプローチが重要です．高齢期においては，老年症候群因子が重要な危険因子となり，うつ傾向，転倒による頭部外傷，不活動，対人交流の減少などが挙げられます．

　また，保護因子と呼ばれるものも多くの研究によって明らかとなっており，こちらの面から評価・アプローチをすることも重要ですが，これらの因子に留まらない包括的な評価をすることが最も重要です．

参考文献
1) 本間　昭：毎日ライフ，31(1)，2000．
2) Fratiglioni L, et al.: An active and socially integrated lifestyle in late life might protect against dementia. *Lancet Neurol*, 3(6)：343-353, 2004．

中窪　翔　　国立長寿医療研究センター老年学・社会科学研究センター

A 認知症の初期症状は加齢に伴いよく聞かれるものでもありますが，これらの症状がみられる頻度が高くなってきた，あるいは多数の症状がみられるようになった場合には注意が必要です．また，様々な因子を多面的に評価し，疾病や老年症候群など，危険因子とされる因子を有していないかを確認することが重要です．

Q63 認知的フレイルの定義について教えてください

　認知的フレイル（cognitive frailty）とは，近年提唱され始めた新たな定義です．認知的フレイルの定義の前に，まずはフレイルの定義から整理したいと思います．フレイルとは，Freidら[1]がその概念を提唱し，日本においては厚生労働省研究班の報告書にて定義がなされており，「加齢とともに心身の活力が低下し，複数の慢性疾患の併存などの影響もあり，生活機能が障害され，心身の脆弱性が出現した状態であるが，一方で適切な介入・支援により，生活機能の維持向上が可能な状態像」を指してフレイルとすることが述べられています．認知的フレイルとは，このフレイルの定義（以下，身体的フレイル）に該当した高齢者の中で，さらに認知機能低下が併存した状態を指します．この認知的フレイルの定義に関しては，International Academy on Nutrition and Ageing（IANA）および International Association of Gerontology and Geriatrics（IAGG）の2つの国際学会により召集されたコンセンサスグループによって定義づけされました．また，評価方法の指針についても提言されており，下記の2項目の基準に該当することが推奨されています．

1) 身体的フレイルと認知機能低下（Clinical Dementia Rating = 0.5点）が併存すること
2) アルツハイマー型認知症及びその他の認知症を有しないこと

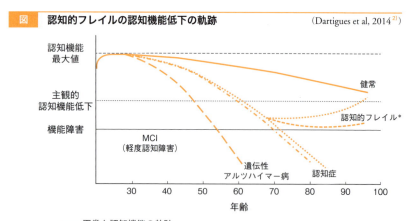

図　認知的フレイルの認知機能低下の軌跡　　　　　　　(Dartigues et al, 2014[2])

＊認知的フレイルは，可塑性を有している一方で，認知症の先駆状態を表している MCIステージは，「主観的認知機能低下」と「機能障害」の間に存在する

これらの認知的フレイルの評価基準は，認知予備能が減少し，なおかつ生理学的な脳の加齢変化とは異なる状態を指していると考えられます【図】．つまり，認知的フレイルは健常な状態へ戻る可塑性を有している一方で，認知的フレイルは神経変性疾患の前駆症状を表している可能性があるということです．研究によってもこれらの概念の裏付けが少しずつなされており，3年間の縦断研究においては，認知機能も身体機能も保たれている高齢者と比較して，認知的フレイルを有する高齢者では機能障害の新規発生について12～13倍のリスクを有することや，死亡のリスクが5倍に上ることが示唆されています[3]．横断的な検討ではあるが，日本の高齢者においても，身体的・認知的に健常な高齢者と比較して認知的フレイルを有する場合，約2.6倍ほどIADLの制限が生じていること示唆されています[4]．認知症の発症についても報告がなされており，健常な高齢者と比較して認知的フレイル高齢者は，3.5年間で2.3倍，7年間で2.1倍の認知症発症リスクを有していることが観察研究により明らかとなってきました[5]．

参考文献

1) Fried LP, et al.: Frailty in older adults: evidence for a phenotype. *J Gerontol A Biol Sci Med Sci*, **56**(3) : M146-156, 2001.
2) Dartigues JF, Amieva H: Cognitive frailty: rational and definition from an (I.a.N.a./i.a.g.g.) international consensus group. *J Nutr Health Aging*, **18**(1) : 95, 2014.
3) Feng L, et al.: Cognitive Frailty and Adverse Health Outcomes: Findings From the Singapore Longitudinal Ageing Studies (SLAS). *J Am Med Dir Assoc*, **18**(3) : 252-258, 2017.
4) Shimada H, et al.: Impact of Cognitive Frailty on Daily Activities in Older Persons. *J Nutr Health Aging*, **20**(7) : 729-735, 2016.
5) Solfrizzi V, et al.: Reversible Cognitive Frailty, Dementia, and All-Cause Mortality. The Italian Longitudinal Study on Aging. *J Am Med Dir Assoc*, **18**(1) : 89 e1-89 e8, 2017.

堤本広大　国立長寿医療研究センター老年学・社会科学研究センター

A　認知的フレイルとは，身体的フレイルと認知機能低下を併存して有している状態のことを指します（ただし，認知症の者は除きます）．

Q64 日常生活で認知機能低下を予防するためにどのような方法がありますか

活動的なライフスタイルの確立が有効

認知症のリスクを高める危険因子，あるいはリスクを低下させる保護因子には，生活習慣に関わる因子が数多く存在します[1]．そのため，認知症および認知機能低下を予防するために，まずは日常生活を見直すことが非常に重要といえます．特に，高血圧，脂質異常，糖尿病などはアルツハイマー病の主要な危険因子であることが明らかにされており，生活習慣病の予防策として知られている運動療法や食事療法は認知症予防においても有効と考えられています．また，読書，楽器演奏，ゲーム，ダンスといった頭を使う知的活動はアルツハイマー病のリスク低下と関連していることが確認されており【図1】，このような活動を日常生活に取り込むことが重要といえます．さらに，社会参加や社会的ネットワークは将来の認知症発症に対する保護因子として認められており[3,4]，社会と上手く関わりながら生活していくことも認知症予防に繋がると考えられています【図2】．

日常生活の工夫を心がけましょう

また，すぐにライフスタイルを変えることが難しい場合も，日常生活のちょっとした工夫から始めることが重要です．例えば，運動の時間をなかなか確保できない場合も，1日に1回はエレベーターやエスカレーターの利用を控えて階段を利用することで，身体活動量の確保に繋がります．また，日常に知的活動を行う機会が少ない場合も，例えば買い物をする際に，目に入った食材を漠然と手にするだけでなく，献立を覚えてから買い物に出かけ，必要

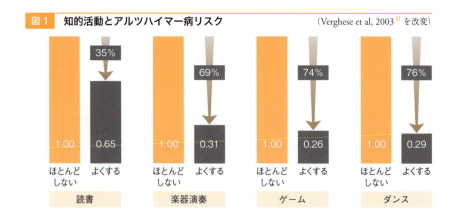

図1　知的活動とアルツハイマー病リスク　　　（Verghese et al, 2003[2] を改変）

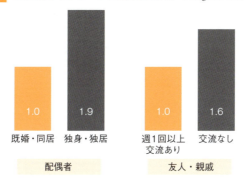

図2 社会的ネットワークと認知症リスク（Fratiglioni et al, 2000[4]）

な食材を道順まで考えながら買い物かごに入れ，予算内に収まるように計算しながら買い物を行うだけで脳の活性化が期待できます[5]．このように，小さな心がけでも長く続けることで大きな効果となる可能性がありますので，日常生活の工夫から取組み始めることがポイントです．

参考文献
1) Fratiglioni L, et al.: An active and socially integrated lifestyle in late life might protect against dementia. *Lancet Neurol*, **3**(6): 343-353, 2004.
2) Verghese J, et al.: Leisure activities and the risk of dementia in the elderly. *N Engl J Med*, **348**: 2508-2516, 2003.
3) Fabrigoule C, et al.: Social and leisure activities and risk of dementia: a prospective longitudinal study. *J Am Geriatr Soc*, **43**(5): 485-490, 1995.
4) Fratiglioni L, et al.: Influence of social network on occurrence of dementia: a community-based longitudinal study. *Lancet*, **355**(9212): 1315-1319, 2000.
5) 国立研究開発法人国立長寿医療研究センター　老年学・社会科学研究センター：運動による認知症予防へ向けた取り組み．
   (http://www.ncgg.go.jp/cgss/department/cre/documents/cognicise.pdf)（2018年3月16日確認）

牧野圭太郎　国立長寿医療研究センター老年学・社会科学研究センター

日常生活の中に身体活動，知的活動，社会活動を取り入れる工夫をしながら，活動的なライフスタイルを確立していくことが認知症および認知機能低下を予防する上で重要です．

Q65 運動による認知症予防の効果のメカニズムについて教えてください

運動を含む環境要因は，脳の健康保持に影響していることが多くの動物研究で明らかにされてきました．運動が脳に及ぼす効果の潜在的なメカニズムには，一般的な危険因子の低減として，脳血管疾患のリスクや炎症の抑制，脳の成長因子の増加に伴う脳構造の強化や損失の減少，アミロイド蓄積の減少，電気生理学的特性の強化や遺伝子転写の変化等が想定されています[1]．運動による脳の機能保持や向上のメカニズムは多岐にわたり，これらの要因が独立して，もしくは相互作用をしながら効果を発揮するものと考えられます．

運動による認知機能向上のフロー

運動が認知機能に良好な影響を及ぼすメカニズムは複雑です．運動は生物学的，行動学

表　運動を含む環境因子による脳機能改善のメカニズム　　　（Rolland, 2008[1]より作表）

一般的な危険因子の低減	脳の細胞構築の強化
1. 心血管危険因子の減少：高血圧，耐糖能，インスリン抵抗性，脂質プロフィール，太り過ぎ 2. 脳卒中のリスクを低減 3. 脳の血流および酸素供給の向上 4. 内皮の一酸化窒素産生の促進 5. 炎症の減少 6. ラジカル酸化タンパク質の蓄積の減少 7. 脳の可塑性の促進 8. 認知的予備力の向上 9. より高い社会活動	1. 樹状突起長の延長，神経前駆細胞増殖，樹状の複雑化 2. 海馬における血管の成長 3. 皮質の血管の成長 4. 小脳における血管の成長 5. ミクログリアの増殖 6. 歯状回における強化された短期および長期増強 7. 増加した脳の毛細血管密度 8. 神経線維の拡大の推進 9. 皮質におけるミクログリアの増殖 10. 神経新生および増殖 11. 海馬組織の損失の減少 12. 分化したニューロンの数の増加

脳の成長因子の増加	強化された電気生理学的特性
1. 脳由来神経栄養因子（BDNF）の増加 2. インスリン様成長因子-1（IGF-1）の増加 3. 血管内皮細胞由来増殖因子（VEGF）の増加 4. セロトニンの増加 5. アセチルコリンの増加 6. 性線維芽細胞増殖因子の誘導	1. 高頻度刺激の応答における増強 2. シナプシンとシナプトトロフィンレベルの増加 3. グルタミン酸受容体の増加（NR2BとGluR5）

アミロイド蓄積への影響	他のメカニズム
1. アミロイド蓄積の減少 2. 上昇したAPPのレベル下での海馬の機能の強化	1. 遺伝子転写の変化 2. 中枢神経系におけるカルシウムレベルの上昇

| 図 | 運動による認知機能向上のフロー

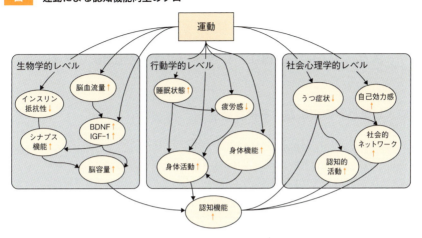

的，社会心理学的レベルの各階層で脳機能に影響を及ぼし，これらの総体として認知機能向上効果が発揮されると考えられます【表】．生物学的レベルでは，インスリン抵抗性の改善からシナプス機能の向上，脳容量の増加へとつながり，それが認知機能の向上に寄与すると考えらます．また，運動により脳血流量が増加し，それとともに脳由来神経栄養因子やインスリン様成長因子[1]などの神経栄養因子の増加によるシナプス機能の向上や脳容量の増加を介して認知機能の向上がもたらされると考えられます．行動学的レベルでは，運動による睡眠状態の向上，もしくは疲労感の低下を介して身体活動レベルが向上し，認知機能の改善が期待できます．運動の実施そのものによる身体活動量の向上，および身体機能の向上による身体活動の向上や，疲労感の解消から認知機能の向上に資する刺激量が担保されると考えられます．社会心理学的には，運動によるうつ症状の解消による認知機能の向上効果が期待できます．また，うつ症状の緩和により社会的ネットワークの再構築が期待でき，社会的ネットワークの向上による認知機能の向上効果が認められます．さらに，うつ症状の緩和により認知的活動性が向上し，認知機能向上にも寄与します．また，運動による自己効力感の向上から社会的ネットワークの構築が促進され，認知機能向上に繋がると考えられます【図】．

参考文献
1) Rolland Y, et al.: Physical activity and Alzheimer's disease: from prevention to therapeutic perspectives. *J Am Med Dir Assoc*, **9**(6) : 390-405, 2008.

島田裕之　国立長寿医療研究センター老年学・社会科学研究センター

A

運動によって，神経栄養因子の発現促進，炎症の抑制，脳構造の強化等によって，認知機能の向上が期待できます．ただし，臨床試験で運動が認知症発症遅延に有効かどうかを確認した研究はありません．

Q66 高齢期において脳の神経細胞は新生されますか,またどのような部位で神経新生が可能ですか

成人したヒトの脳における神経新生

神経幹細胞が分化し神経細胞になることを神経新生と呼び,成人したヒトでも海馬や側脳室周囲にて神経新生が生じている可能性が示されました[1,2]【図1, 2】.しかし近年,ヒトの成人では神経新生が生じてない可能性も示されたため[3],ヒトにおける神経新生について継続して検証が必要となります.

神経新生を促進するためには

運動や豊かな環境が神経新生を促進させる可能性あることが示されています[5].しかし,ヒトの生体で神経新生により生じた神経細胞を観察することは困難です.そこで,神経細胞を多く含む灰白質を対象に病気やトレーニングなどによる灰白質容量の違いや変化を検討する VBM（Voxel Based Morphometry）などが用いられています.この手法を用いて灰白質の変化を検証した一例として,有酸素運動をすることにより海馬の容量が増加する報告があります[6]【図3】.ただしこの手法では灰白質の増加が神経新生によるものか,樹状突起や棘突起,シナプス増加による変化なのか不明である点に注意する必要があります.

生体における神経新生の計測

近年,生体における神経新生を MRI や PET を使用して計測する手法が開発されています[5,7].この手法がヒトにおいて確立されれば,病気と神経新生との関係性や神経新生を促進する手法や薬の開発へ発展することが期待されます.

図1 ヒトの脳における海馬の位置

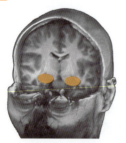

図2 加齢と神経新生率の関係
(Kheirbek et al, 2013[4] より作図)

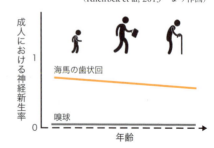

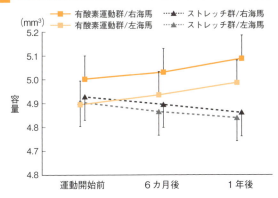

図3 運動と海馬容量の変化 （Erickson et al, 2011[6]）より作図）

参考文献

1) Eriksson PS, et al.: Neurogenesis in the adult human hippocampus. *Nat Med*, **4**(11): 1313-1317, 1998.
2) Bergmann O, et al.: Adult Neurogenesis in Humans. *Cold Spring Harb Perspect Biol*, **7**(7): a018994, 2015.
3) Sorrells SF, et al.: Human hippocampal neurogenesis drops sharply in children to undetectable levels in adults. *Nature*, **555**(7696): 377-381, 2018.
4) Kheirbek MA, Hen R: (Radio) active Neurogenesis in the Human Hippocampus. *Cell*, **153**(6): 1183-1184, 2013.
5) Jessberger S, Gage FH: Adult neurogenesis: bridging the gap between mice and humans. *Trends Cell Biol*, **24**(10): 558-563, 2014.
6) Erickson KI, et al.: Exercise training increases size of hippocampus and improves memory. *Proc Natl Acad Sci U S A*, **108**(7): 3017-3022, 2011.
7) Tamura Y, Kataoka Y: PET imaging of neurogenic activity in the adult brain: Toward in vivo imaging of human neurogenesis. *Neurogenesis (Austin)*, **4**(1): e1281861, 2017.

原田健次　中京大学大学院体育学研究科

A 海馬や脳室周囲で神経新生が生じることが示唆されていますが，ヒトの成人では神経新生が生じないとの報告もあり，さらなる研究が必要です．今後，生体において神経新生を観察する手法の開発により，ヒトの成人における神経新生の有無や神経新生と各種疾患との関連，神経新生を促進する方法の開発などへの発展が期待されます．

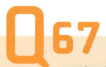

認知機能の向上に効果的な運動の種目や強度, 頻度について教えてください

　運動が認知機能に対して効果を有するかを検証したメタ解析結果[1]を本項で紹介します. 運動の中で, 有酸素運動と筋力トレーニングはほぼ同等の効果量を示しています. (有酸素運動：効果量 0.24, 筋力トレーニング：効果量 0.29)【表】. 有酸素運動は, 認知機能とくに遂行機能の改善に大きな効果を有することが示唆されてきました[2]. 一方で, 有酸素運動における認知機能改善効果については一貫した見解は得られていないことは事実でもあります[3〜5]. ただし, それらのメタ解析では, 取り扱っている研究数が少なく, 今回紹介したメタ解析は, 多数の論文をメタ解析した研究となっており, 従来の知見をアップデートしたものであると考えられます. このような議論は, 筋力トレーニングにおいても同様で,

表　認知機能の向上に効果的な運動の種目や強度, 頻度　（Northey, 2017[1]）

運動の種類	研究の数	効果量（95% 信頼区間）
有酸素運動	153	0.24（0.10〜0.37）
レジスタンストレーニング	80	0.29（0.13〜0.44）
複合的トレーニング	47	0.33（0.14〜0.53）
太極拳	25	0.52（0.32〜0.71）
ヨガ	28	0.13（−0.10〜0.36）
1 回の運動時間	**研究の数**	**効果量（95% 信頼区間）**
45 分以下	36	0.09（−0.28〜0.46）
45〜60 分	263	0.31（0.16〜0.46）
60 分以上	24	0.33（−0.04〜0.65）
運動の頻度	**研究の数**	**効果量（95% 信頼区間）**
週 2 日以下	92	0.32（0.13〜0.52）
週 3〜4 日	229	0.24（0.07〜0.40）
週 5 日以上	13	0.69（0.10〜1.28）
運動強度	**研究の数**	**効果量（95% 信頼区間）**
低強度	71	0.10（−0.02〜0.23）
中強度	57	0.17（0.03〜0.33）
高強度	83	0.16（0.04〜0.27）
運動期間	**研究の数**	**効果量（95% 信頼区間）**
4〜12 週間	78	0.31（0.09〜0.54）
13〜26 週間	170	0.28（0.10〜0.47）
27 週間以上	86	0.27（0.03〜0.52）

各報告によって効果の有無については一貫性がないものの[3,4]，今回紹介するメタ解析では多数の研究を扱うことによって，筋力トレーニングによる認知機能向上効果を支持する知見を提示しています．有酸素運動や筋力トレーニング単独でも認知機能に対して有益な効果を有していますが，組み合わせて実施することで，認知機能に対してはより効果的に働くことが示されています（複合的トレーニング：効果量0.33）．また，太極拳も認知機能に対しては有益な運動で，効果量は高い一方で（効果量0.52），研究論文数がまだまだ少なく，今後も検証が必要です．ヨガについては，認知機能向上効果については認められませんでした．1回の運動時間については，あまり短い時間（45分以下）での運動では効果は乏しく，45分以上の実施が推奨されることが示されています．一方で，60分以上の運動については有意な効果としては示されていませんが，研究論文数が少ないため，はっきりとした見解とは言えないものとなっています．運動の頻度については，週2日以下および週3〜4日の間に効果量に大きな違いはなく，週5日以上実施することで効果量が比較的に高くなることが示されています．運動の強度については，低強度の運動についての効果は認められておらず，中強度および高強度の運動を実施することで初めて有意な効果量が示されています．運動の実施期間については，すべての期間で同等の効果量を認めていますが，運動は継続しなければ，得られた効果をすぐに失われてしまいます[6]．いかにして，運動を継続して，得られた効果を維持していくのかということが重要であると考えられます．

参考文献

1) Northey JM, et al.: Exercise interventions for cognitive function in adults older than 50: a systematic review with meta-analysis. *Br J Sports Med*, **52**(3) : 154-160, 2017.
2) Colcombe S, Kramer AF: Fitness effects on the cognitive function of older adults: a meta-analytic study. *Psychol Sci*, **14**(2) : 125-130, 2003.
3) Gates N, et al.: The effect of exercise training on cognitive function in older adults with mild cognitive impairment: a meta-analysis of randomized controlled trials. *Am J Geriatr Psychiatry*, **21**(1) : 1086-1097, 2013.
4) Kelly ME, et al.: The impact of exercise on the cognitive functioning of healthy older adults: a systematic review and meta-analysis. *Ageing Res Rev*, **16** : 12-31, 2014.
5) Young J, et al.: Aerobic exercise to improve cognitive function in older people without known cognitive impairment. *Cochrane Database Syst Rev*, (4) : CD005381, 2015.
6) Fiatarone MA, et al.: High-intensity strength training in nonagenarians. Effects on skeletal muscle. *JAMA*, **263**(22) : 3029-3034, 1990.

堤本広大　国立長寿医療研究センター老年学・社会科学研究センター

A 認知機能に対して有効な運動種としては，有酸素運動，レジスタンストレーニングそれぞれ単独でも効果がありますが，組み合わせることにより，より効果的なトレーニングとなります．近年では，太極拳の効果も認められつつあります．強度は，中強度以上の運動を実施することで効果的となり，頻度としては，週に5日以上行うことが推奨されますが，2日以下でも効果はあります．

運動の習慣化や継続を促すためのコツを教えてください

　認知症および認知機能低下の予防のためには，習慣的に運動を行うことが重要です．運動習慣を身につけさせ，それを継続させていくためには，行動変容を意識したプログラムが有効と考えられています．人が行動を変える際には無関心期，関心期，準備期，実行期，維持期の5つの段階を経ると考えられています[1]．この理論を運動に当てはめた場合，無関心期：予測できる将来には運動する意図がない段階，関心期：予測可能な将来に運動する意図はあるが，実際に現在運動をしていない段階，準備期：望ましい水準ではないが自分なりに運動している段階，実行期：健康への恩恵を得る望ましい水準で運動しているが，始めてからまだ間もない段階，維持期：望ましい水準での運動を，長期にわたって継続している段階，となります[2]．これを踏まえて，運動の開始や習慣化，さらには継続を促すためには，各段階に見合った働きかけが必要と考えられます【図1】．

　このような考え方を基に具体化すると，まず対象者自身に健康に関わる知識を身につけさせ，プログラムの効果を知ってもらうことで，参加意欲を高めることが重要です．目標設定に関しては，最初から高い目標を立てずに低い目標から始め，徐々に目標を達成しながら最終目標に近づけていくことが継続に繋がります．また，歩数計や運動記録手帳などの活用により，運動量の自己管理を行うことも効果的です【図2】．さらに，グループで運動を行う場合，周りの対象者から運動を継続するためのコツを学ぶことも重要です[4]．

図1　行動変容段階に見合ったアプローチの例

（岡浩一朗，2000[3] を改変）

無関心期 Precontemplation	関心期 Contemplation	準備期 Preparation	実行期 Action	維持期 Maintenance
・対象者の感情に共感する ・対象者が必要としている情報のみを提供する	・現在の対象者の知識，考え方や行動を受容する ・運動に関する恩恵と負担について話し合う	・望ましい行動水準に到達するよう，行動を段階的にレベルアップさせる	・周囲の人の力を利用するよう勧める ・問題解決法について議論する	・地域の活動を利用するよう勧める ・失敗を見逃さないようにする

図2 運動量の記録の例

(認知症予防マニュアル,2011[5]を改変)

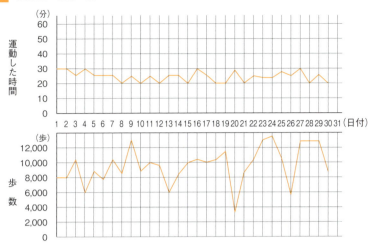

参考文献

1) Prochaska JO, Velicer WF: The transtheoretical model of health behavior change. Am J Health Promot, **12**(1): 38-48, 1997.
2) 岡　浩一朗:中年者における運動行動の変容段階と運動セルフ・エフィカシーの関係. 日本公衆衛生雑誌, **50**(3): 208-215, 2003.
3) 岡　浩一朗:行動変容のトランスセオレティカル・モデルに基づく運動アドヒレンス研究の動向. 体育学研究, **45**(4): 543-561, 2000.
4) 厚生労働省:介護予防マニュアル改訂版. 2012.
 (http://www.mhlw.go.jp/topics/2009/05/dl/tp0501-1_1.pdf) (2018年3月16日確認)
5) 独立行政法人国立長寿医療研究センター:認知症予防マニュアル. 2011.
 (http://www.mhlw.go.jp/topics/2009/05/dl/tp0501-sankou7-1.pdf) (2018年3月16日確認)

牧野圭太郎　国立長寿医療研究センター老年学・社会科学研究センター

A 運動の習慣化や継続を促すためには,行動変容を意識したアプローチが重要です.介入プログラムを立案する上で,対象者に健康知識を身につけさせる,段階的に目標を引き上げる,運動量の自己管理を行わせるなどの工夫を行うことがポイントです.

Q69 デュアルタスクとは何ですか，認知症の予防にはどのような効果がありますか

デュアルタスクとは

　デュアルタスク（dual task）は，「二重の」の意味である"dual"と，「課題」の意味である"task"からなるものであり，「2つの課題を同時に行うこと」を意味します〔複数課題を同時に行うことであるマルチタスク（multi task）も同義です〕．たとえば，料理をする際には，鍋の火加減を見ながら野菜を切ったり，盛り付けるための器を準備したりなど，多くの作業を同時にこなさなければ，焦がしてしまったり，時間が多くかかってしまいます．あるいは，電話をしながらその内容のメモをとったり，誰かと会話をしながら歩いたりなど，日常生活において，意識せずともたくさんのことを同時にこなしている場面が多くあります．このような複数の課題に正しく注意を向けながら行う能力が低下してしまい，作業に手間取ることが増えることは認知機能低下のひとつといえます．

　デュアルタスクが注目され始めたのは，「歩行中に話しかけられると，会話に集中しようとして足を止めてしまう」ことが転倒の予測因子であることを報告した研究[1]がきっかけとされています【図1】．その後，デュアルタスクの考え方を用いた課題の訓練は，転倒予防だけでなく，認知症予防に対しても有効である可能性が示唆され始め，Lawらのシステマティックレビューにおいては，デュアルタスクトレーニングによって全般的な認知機能や記憶などに効果がみられるとされています[2]．

図1　デュアルタスク下での歩行

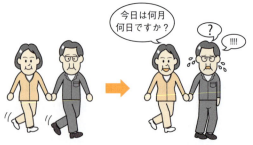

注意配分がうまくできず，歩いている途中に話しかけられることで，会話に集中しようとするために脚が止まってしまう．

IV　認知症の予防

図2 単純運動とデュアルタスクを用いた運動を実施した場合の安静時との酸素化ヘモグロビン量の差分の比較

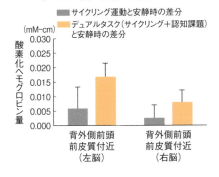
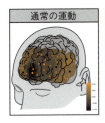
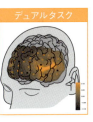

デュアルタスクによる認知症予防の効果

では，単純な運動をした場合と，デュアルタスクを行った場合には，どのような違いがみられるのでしょうか．【図2】は，通常の運動としてサイクリング（自転車エルゴメーター）を行った場合と，それに加えて認知課題を課した場合（デュアルタスク）の脳の血流量を測定した結果を示しています．安静時とそれぞれの運動時の酸素化ヘモグロビン量の差分を比較すると，デュアルタスク時の方が，その差が大きいことが示されました．つまり，単純な運動をするだけでなく，頭を使いながら運動をすることで脳の活動，特に前頭葉の活動が活性化されています．前頭葉は，望ましい行動の選択，判断，長期記憶の保持に重要な役割を担っています．加齢による脳容量の減少に伴いデュアルタスク能力も低下することがわかっており，特に前頭葉は加齢に伴い低下しやすいとされています．そのため，デュアルタスクによって，前頭葉をはじめとして，脳の活動を活性化する機会を増やすことで，認知症を予防できる可能性があると考えられています．

参考文献
1) LundinOlsson L, et al.: "Stops walking when talking" as a predictor of falls in elderly people. *Lancet*, **349**(9052) : 617, 1997.
2) Law LL, et al.: Effects of combined cognitive and exercise interventions on cognition in older adults with and without cognitive impairment: a systematic review. *Ageing Res Rev*, **15** : 61-75, 2014.

中窪　翔　国立長寿医療研究センター老年学・社会科学研究センター

A デュアルタスクは，2つの課題を同時に行うことであり，加齢に伴いそれぞれの課題に正しく注意を向けながら行う能力が低下してしまいます．単純課題よりも，デュアルタスクによって脳（特に前頭葉）の活動が活性化され，認知症予防に効果的である可能性があります．

Q70 デュアルタスクによる具体的なトレーニング方法を教えてください

日常生活におけるデュアルタスクトレーニング

　デュアルタスクは,「2つの課題を同時に行うこと」です.加齢に伴いそれぞれの課題に対して注意をうまく分割して作業を行う能力が低下してしまいますが,前項で示した通りデュアルタスクは日常生活に数多く含まれています【図1】.たとえば,料理をする際や,仕事・計算などをする際に,いかにテキパキと作業をこなせるかを意識して行うことだけでも,脳の活性化が望まれます.また,料理をする前には材料の買い物が必要ですが,それぞれの材料を買うためには,各売り場をどのように回れば効率よく行えるかを考えながら歩くことや,買い物かごに入れた物の金額を順番に足し算することなども歩きながら実施することも,デュアルタスクといえるでしょう.同じ作業をする場合でも,ただ漫然と行うよりも,しっかりと意識して,また何か考えることを追加して行うことで良いトレーニング効果が期待できます.ただし,慣れないうちにその課題に集中し過ぎるあまりに転倒が発生してしまわないように注意が必要です.

運動を中心としたデュアルタスクトレーニング

　日常生活で意識することも重要ですが,より高い効果を得るためには,運動と組み合わせることが望ましいです.デュアルタスクを用いて運動を行うプログラムとしては,コグニサイズ[1]や,シナプソロジー[2],リズミックステッピングエクササイズ【図2】などが挙げられます.いずれのプログラムを実施するかは,対象となる方の機能にあわせて選択し,まず

図1　日常生活におけるデュアルタスク

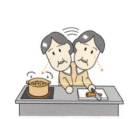
料理をする時,一度に何品かを同時に作ってみる.

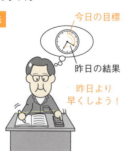
仕事や計算など,テキパキこなす.

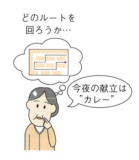

図2 リズミックステッピングエクササイズ （島田裕之, 2015[4]）

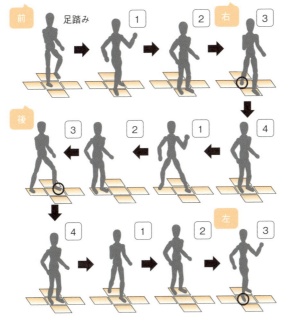

リズムに合わせて足踏みを行い、指示された方向に移動し、中央のマスに戻る。中央のマスに片足が戻ったタイミング（図中の○）で、次の移動方向の指示が出される。ステッピング課題と注意力・短期記憶などを要する認知課題の組み合わせにより、難易度も自由に設定することができます。

は短時間から行い、慣れてきたら徐々に課題の難易度を挙げていくことが継続してプログラムを行う秘訣のひとつといえるでしょう。

参考文献
1) 国立研究開発法人国立長寿医療研究センター 老年学・社会科学研究センター：コグニサイズとは？ (http://www.ncgg.go.jp/cgss/department/cre/cognicise.html)（2018年3月16日確認）
2) シナプソロジー普及会：シナプソロジーとは．(https://synapsology.com/sy/)（2018年3月16日確認）
3) Yamada M, et al.: Rhythmic stepping exercise under cognitive conditions improves fall risk factors in community-dwelling older adults: Preliminary results of a cluster-randomized controlled trial. *Aging Ment Health*, **15**(5): 647-53, 2011.
4) 島田裕之（編）：フレイルの予防とリハビリテーション．医歯薬出版，p99，2015．

中窪 翔　国立長寿医療研究センター老年学・社会科学研究センター

デュアルタスクトレーニングは、日常生活の中に潜む二重課題を意識することでトレーニングになりえます．また、運動に加えて認知課題を加えるトレーニングは対象者の機能や熟練度にあわせて課題を設定することが重要です．

Q71 コグニサイズとはどのような運動ですか，またどのような効果が期待されますか

　コグニサイズとは，「頭を使うこと（コグニション）」と「運動（エクササイズ）」を同時に行うもので，国立長寿医療研究センターによって開発されました．dual-task もしくは multi task の条件下で運動と認知課題を同時に行うものです．コグニサイズの例としては，【図】のようにステッピング動作と数唱課題同時に行うものや歩きながらしりとりを行ったり，様々な組み合わせ方があります．

　コグニサイズの効果検証の内容としては，mild cognitive impairment（MCI）を有する高齢者を対象に，国立長寿医療研究センターによって行われました．MCI は認知症ではないが認知機能低下が認められる状態で，認知症になるリスクが高い反面，ある一定の割合で正常へ移行する割合とされています．MCI 高齢者 308 名を対象に，コグニサイズを取り入れた複合的運動プログラムが認知機能に及ぼす影響をランダム化比較試験にて検証しまし

図 コグニサイズの例（ステップ運動と数唱を同時に行う課題）

（国立長寿医療研究センターパンフレット[3]）

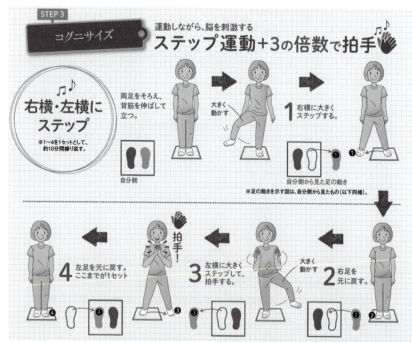

た[1]．その結果，運動プログラムが全般的認知機能，記憶や語流暢性課題によい影響を与え，脳の萎縮にも抑制効果が認められ，MCI 高齢者 100 名を対象にしたランダム化比較試験と同様の結果が得られました[2]．

　コグニサイズを実施するうえでいくつか気をつけるべきポイントがあります．コグニサイズの目的は，あくまで頭を使うことと身体を動かすことを同時に行うことにあるため，運動強度の設定に合わせて認知課題の難易度の設定が重要になります．具体的な難易度としては，簡単すぎると認知課題への負荷が減り，難しすぎると課題を全く遂行できなくなるため，少し間違えるくらいの難易度に設定することである一定の負荷がかかることを目指します．多くの高齢者は，与えられた課題に対して正しくできなければいけないと感じますので，認知課題を間違えても全く問題ないことを丁寧に説明する必要があります．また，同じ課題を続けると修練度が高まり難易度が下がってくるため，課題にある程度慣れてきたら課題の難易度を適切に変化させたり，課題の種類そのものを変更することで，適切な負荷で実施できるように注意が必要です．コグニサイズに取り組む場合には，これらの注意すべき点をわかりやすく伝え，いかに楽しんで取り組んでもらえるかが重要な点になります．最初に難しすぎる課題でコグニサイズを行うと継続率が低下することが容易に生じるため，導入時は課題の難易度の設定に対し特に注意を払う必要があります．運動と認知課題の組み合わせる方法に制限はありませんが，運動強度の設定としては，中強度（60％程度）を目標にすることが望ましいとされています．身体機能など個人の状態に合わせて無理のない範囲で行う必要があるでしょう．さらに，コグニサイズを含め高齢者に対する介入全般にいえることですが，継続して実施できることが何より大事なので，当事者としては楽しんで取り組んでもらい，指導者としては楽しんで取り組んでもらえるよう指導することが求められます．

参考文献
1) Shimada H, et al.: Effects of Combined Physical and Cognitive Exercises on Cognition and Mobility in Patients with Mild Cognitive Impairment: A Randomized Clinical Trial. *J Am Med Dir Assoc*, 2017.
2) Suzuki T, et al.: A randomized controlled trial of multicomponent exercise in older adults with mild cognitive impairment. *PLoS One*, **8**(4): e61483, 2013.
3) 国立研究開発法人　国立長寿医療研究センター：認知症予防に向けた運動コグニサイズ．（http://www.ncgg.go.jp/ncgg-overview/pamphlet/pamph-koguni.html）（2018 年 3 月 20 日確認）

Ⅳ―認知症の予防

土井剛彦　国立長寿医療研究センター老年学・社会科学研究センター

コグニサイズは体を動かすこと（運動）と頭を使うこと（認知課題）を同時に行うことで，認知機能低下を予防することを目指します．

Q72 食生活と認知症は関連しますか

食事は誰もが生涯を通して毎日営む,極めて基本的な習慣です.食生活と認知症は,①栄養学的な側面と,②食行動に伴う身体的・社会的活動や心理的な変化を通して,密接に関連していると考えられます.

栄養学的な側面からみた食事と認知症の関連

アルツハイマー病や脳血管性認知症に対する予防効果が見込まれる栄養学的因子を【図】に記載しました[1,2].微量元素や脂質,ビタミン類の摂取は抗酸化,炎症抑制作用を介し,認知症の病型に関わらず,脳の機能維持に貢献すると考えられています.

個々の栄養素や食品ではなく,「地中海食」や「西洋食」といった食事パターンに着目した研究では,特に海外で,地中海食が認知機能低下の抑制因子であることを示す観察研究が多いです.近年のメタ解析では,地中海食の傾向が強い集団はそうでない集団に比べて,認知機能障害の発症リスクが33%低下することが報告されています[3].日本人高齢者を対象とした研究では乳類,豆類,野菜類,海藻類を多く含む食事パターンの者でその後の認知症発症リスクが低かったこと[4],穀類中心ではなくいろいろな食品から構成される食事を摂取する者で認知機能が維持されていたこと[5]等が報告されています.

これらいずれの結果も,栄養学的な観点からは脳の機能維持に必要な栄養を摂取すること,すなわち適切な食事摂取が認知症予防に重要であることを示唆しています.

食行動に伴う身体的・社会的活動や心理的な変化と認知症の関連

食事は単なる栄養補給の場ではなく,他者との会話を通してコミュニケーションを図ったり,美味しさや満足感を介して心の充足感を感じたり,あるいは食事そのものの準備・片付けには身体活動を伴う等,心身の健康に様々な影響を及ぼします.

高齢期の社会的孤立や身体活動の低下,認知機能の低下は,いずれも食事の質を低下させる要因となります.一方,食事の質の低下は認知機能や身体機能の低下を加速させる要因ともなります.このように食生活と認知機能は相互に影響を与えています.最近の研究では軽度認知機能障害(MCI)は可逆的であることが報告されており[6],適切な行動変容により正常範囲に戻すことが可能と考えられています.食生活についてMCIの改善・予防を考えてみると,例えば,買い物,献立作成,調理などの食事の準備・片づけ,食材の自家栽培,会食等の食に関する様々な活動は,心身の活動を通し認知機能の改善に有用と考えられます.また,一日3回,規則正しく食事をとることも,社会的活動が減り外出機会が少なくなった高齢者にとって,健康的な生活リズムを整え,心身の健康維持を図る上で意味があるとい

IV ― 認知症の予防

図 アルツハイマー病・脳血管性認知症に対する予防効果がみこまれる栄養学的因子
(Swaminathan et al, 2014[1], Perez et al, 2012[2] を参照し作成)

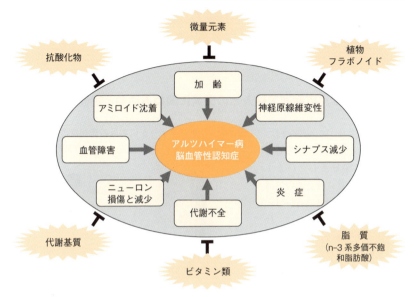

えるでしょう．

参考文献

1) Swaminathan A, Jicha GA: Nutrition and prevention of Alzheimer's dementia. *Front Aging Neurosci*, **6**：282, 2014.
2) Perez L, et al.: Nutrition and vascular dementia. *J Nutr Health Aging*, **16**(4)：319-324, 2012.
3) Singh B, et al.: Association of mediterranean diet with mild cognitive impairment and Alzheimer's disease: a systematic review and meta-analysis. *J Alzheimers Dis*, **39**：271-282, 2014.
4) Ozawa M, et al.: Dietary patterns and risk of dementia in an elderly Japanese population: the Hisayama Study. *Am J Clin Nutr*, **97**：1076-1082, 2013.
5) Otsuka R, et al.: Dietary diversity decreases the risk of cognitive decline among Japanese older adults. *Geriatr Gerontol Int*, **17**(6)：937-944, 2017.
6) Etgen T, et al.: Mild cognitive impairment and dementia: the importance of modifiable risk factors. *Dtsch Arztebl Int*, **108**(44)：743-750, 2011.

大塚　礼　国立長寿医療研究センター老年学・社会科学研究センター

A 日々の食事は，脳の機能維持に必要な栄養補給を果たす役割と，食生活に関連する身体的，社会的活動や心の健康を介して，認知症の予防や進行に大きく影響します．

Q73 認知症の予防に効果が期待できる社会的活動について教えてください

社会的活動は，広範囲では人との交流に関わる活動と定義されます

社会的活動は，狭い範囲では，社会への貢献を主な目的として行われる活動を示していますが，広範囲では，社会での生活や交流による活動（social activity）をさします．研究では，社会的関わり（social relationship）とも表現されており，個々人が家族や友人，近隣住民などの周囲の人と交流する頻度や内容（社会的ネットワーク，活動，役割），交流による相互作用（ソーシャル・サポート）を測ります．

先行研究によりますと，高齢期における認知症のリスク要因としては，不活動，社会的孤立が指摘されており【図1】，社会的活動を実施する，孤立を予防することが，予防対策として重要です．

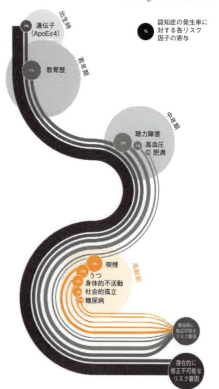

図1 ライフステージにおける認知症のリスク要因
(Livingston et al, 2017[1])

グループで行う活動への参加は認知症発症リスクを抑制します

メタアナリシスの結果をみますと，社会的活動の参加が低い人では，社会的活動の参加が高い人に比べて認知症発症のリスクが1.4倍高まることが明らかになりました（RR：1.41 (95% CI：1.13–1.75)）【図2】．また，図は省略していますが，人との付き合いが少ないこと，孤独を感じることも1.6倍認知症の発症リスクを高めることが示されました（付き合い

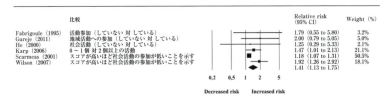

図2 社会的活動と認知症発症リスクのフォーレストプロット (Kuiper et al, 2015[2])

RR：1.57（95% CI：1.32 - 1.85），孤立 RR：1.58（95% CI：1.19 - 2.09））．

　認知症発症に影響を及ぼす具体的な社会的活動については，研究によって設定が異なります．例えば，レジャー活動を用いた研究では，参加している活動数で高参加群，低参加群に分け，高参加群では7年後に認知症の発症リスクが38％低下することが明らかとなりました（RR, 0.62；95% CI 0.46 to 0.83）．活動としては，趣味や運動，映画を鑑賞すること，友達や親戚を訪問すること，ボランティア活動への参加，ビンゴゲームへの参加，教会への参加などを活動としています[3]．

　社会的活動が認知症の保護要因であるメカニズムとして，いくつかの仮説が考えられます．脳の予備力は認知症の病変に耐えうるとされ（cognitive reserve theory），社会的活動の実施が脳の構造に影響を及ぼし[4]，神経発生およびシナプス密度を増加させる可能性があります[5]．もう一つの仮説は，ストレス緩衝効果です．慢性的なストレスはアルツハイマー病の危険因子となり[6]，人との付き合いによるサポート，孤立感の減少がストレスのバッファーとなった可能性が考えられます[5]．

参考文献

1) Livingston G, et al.: Dementia prevention, intervention, and care. *Lancet*, **390**(10113)：2673-2734, 2017.
2) Kuiper JS, et al.: Social relationships and risk of dementia: A systematic review and meta-analysis of longitudinal cohort studies. *Ageing Res Rev*, **22**：39-57, 2015.
3) Scarmeas N, et al.: Influence of leisure activity on the incidence of Alzheimer's Disease. *Neurology*, **57**(12)：2236-2242, 2001.
4) Stern, Y: Cognitive reserve in ageing and Alzheimer's disease. *Lancet Neurol*, **11**(11), 1006-1012, 2012.
5) Fratiglioni L, et al.: An active and socially integrated lifestyle in late life might protect against dementia. *Lancet Neurol*, **3**(6)：343-353, 2004.
6) Wilson RS, et al.: Proneness to psychological distress is associated with risk of Alzheimer's disease. *Neurology*, **61**(11)：1479-1485, 2003.

李　相侖　国立長寿医療研究センター老年学・社会科学研究センター

A 社会的活動は，広範囲では人との交流に関わる活動と定義されます．グループで行う活動への参加は認知症発症リスクを抑制します．

IV　認知症の予防

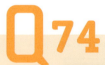

認知症の予防に効果が期待できる知的活動について教えてください

頭を使う活動が多い人では，アルツハイマー型認知症になる確率が低下します

　脳の予備力における仮説（cognitive reserve hypothesis）からみますと，認知症を予防するためには，認知機能を高く保つことが発症遅延に重要な課題となります．

　知的活動は研究によって cognitive activity, intellectual activities, mentally stimulating activities, brain-stimulating activities 等の用語が使用されており，具体的な活動としては，日頃の新聞などの活字を読む，手工芸などの知的な余暇活動のほか，図書館にいく，手紙を書く，将棋やボードゲームゲーム，パソコン使用，脳トレーニング等が含まれます．

　先行研究によると，知的な刺激となる活動への取り組みは，アルツハイマー型認知症の発症低下との関連が報告されています．例えば，高齢期に知的活動を行わない人は活発に行っている人に比べ，アルツハイマー型認知症になる確率が 2.6 倍高いことが報告されています[1]．また，メタアナリシスによると，知的活動への参加は認知機能障害や認知症発症のリスク低下に有意な関連が認められ，活動への参加は認知機能低下速度を減少させることが示唆されました[2]．

高齢者の知的活動は軽度認知低下（MCI）発症リスクの低下と関連しています

　70 歳高齢者における知的な刺激となる活動と MCI 発症リスクとの関連を仮説検証した研究があります．結果をみると，性別，年齢，教育レベルで調整しても，ゲームを行うこと，手工芸を行うこと，コンピューターを使用することは，MCI 発症リスク低下と関連し

表　知的活動と MCI 発症リスク　　　　　　　　　　　　（Krell-Roesch, 2017[3]）

変数	発症割合 （MCI 発症数／活動者数）	HR（95% CI）	p
読書	22.2%（240/1,083）	0.83（0.68-1.01）	0.06
ゲーム	22.1%（245/1,108）	0.78（0.65-0.95）	0.01
手工芸	20.7%（104/502）	0.72（0.57-0.90）	0.004
PC 使用	17.9%（193/1,077）	0.70（0.57-0.85）	<0.001

活動者数は，週に 1～2 回実施しているかどうかで判断されており，HR は，性，年齢，教育年数を調整済みです．

ていることが明らかになりました【表】．

またこの研究では，アルツハイマー型認知症の遺伝的危険因子と言われているアポリポタンパクE（ApoE）ε4遺伝子を保有するかどうかで活動実施有無を比較し，MCI発症リスクも検証されています．その結果，知的活動を行っていたApoEε4非保有者ではMCI発症リスクが最も低く，活動を行っていないApoEε4保有者の場合，MCI発症リスクが最も高いことがわかりました．これらの結果から，ApoEε4の保有状況により異なる可能性はあるものの，知的活動の実施はMCI発症リスクを低下することが示唆されました．

知的活動実施と認知機能低下におけるメカニズムにはいくつか仮説が考えられます．動物実験では，豊かな刺激のある環境下において，脳領域における神経発生およびシナプスの可逆性が確認されています[4]．また，認知活動を行うことは，皮質のβ-アミロイド沈着の減少と有意な関連があることや[5]，生涯の複雑な精神活動は，海馬萎縮低下と関連していることが報告されています[6]．

参考文献

1) Wilson RS, et al.: Relation of cognitive activity to risk of developing Alzheimer disease. *Neurology*, **69**(20)：1911-1920, 2007.
2) Yates LA, et al.: Cognitive leisure activities and future risk of cognitive impairment and dementia: systematic review and meta-analysis. *Int Psychogeriatr*, **28**(11),：1791-1806, 2016.
3) Krell-Roesch J, et al.: Association Between Mentally Stimulating Activities in Late Life and the Outcome of Incident Mild Cognitive Impairment, With an Analysis of the APOE ε4 Genotype. *JAMA Neurol*, **74**(3),：332-338, 2017.
4) Nithianantharajah J, Hannan AJ: Enriched environments, experience-dependent plasticity and disorders of the nervous system. *Nat Rev Neurosci*, **7**(9)：697-709, 2006.
5) Landau SM, et al.: Association of lifetime cognitive engagement and low β-amyloid deposition. *Arch Neurol*, **69**(5)：623-629, 2012.
6) Valenzuela MJ, et al.: Lifespan mental activity predicts diminished rate of hippocampal atrophy. *PLoS One*, **3**(7)：e2598, 2008.

李　相侖　国立長寿医療研究センター老年学・社会科学研究センター

A

頭を使う活動，いわゆる知的活動には，日常生活で行われる活動や，趣味・トレーニングによる活動などが含まれます．知的活動が多い人では，アルツハイマー型認知症になる確率が低いとされています．知的活動はまた，高齢者の知的活動は軽度認知低下（MCI）発症リスクを低下させることが示されました．

Q75 認知症の予防に効果が期待できる食事について教えてください

年代によって気を付けたい食生活上の注意点は異なります

　認知症の危険因子には，年齢，性別，遺伝子など，生まれつきの特性で自分の力では変えることのできない非修飾可能因子と，食事などの生活習慣，あるいは生活習慣病，心理学的要因など，自分の力で，ある程度変えることが可能な修飾可能因子があります．生活習慣病の中でも，高血圧や脂質異常症，糖尿病などは，認知症の危険因子であることが知られており[1]，若・中年期からの予防が極めて重要です．2008 年度からわが国では，メタボリックシンドローム（内臓脂肪型肥満に加え，動脈硬化性疾患と 2 型糖尿病発症のリスク因子が個人に集積した病態）予防と改善を目的とした特定健康診査・特定保健指導制度[2]が始まりました．これは，心血管疾患予防のみでなく，将来の認知症予防にも功を奏する保健活動といえます．なぜならば，若・中年期に適正体重を維持し，減塩を含め，質の高い食事を摂取することは，肥満やメタボリックシンドロームを予防するだけでなく，将来の認知症を予防する鍵となるからです．

　一方，高齢期は，一般に基礎代謝量や身体活動量の低下により，摂食量が低下しやすく，様々な社会的，心理的要因によって食事の量・質ともに低下しやすく，低栄養をきたしやすくなります．脳機能だけでなく身体活動能力等，生体の様々な機能を最大限維持する上で，量・質ともに適切な内容の食事を摂る心がけが重要です．

　何をどれだけ食べたらよいかは，個人の生活活動量や疾患既往によって異なりますが，比較的健康な人については，厚生労働省が 5 年に一度発表する「日本人の食事摂取基準」[3]が科学的根拠に基づき策定されており，参考になります．また，適切な食事例をイメージしやすいものとしては，農林水産省が出している「食事バランスガイド」[4]がわかりやすいです【図】．摂食量が足りているか，いないかの判断には，体重の把握が適しています[3]．一般的に，若・中年期はやせと過体重（肥満）に注意が必要で，高齢期は体重減少に陥らない工夫が必要です．

　高血圧や心臓病などの循環器疾患予防の観点からは，昨今「減塩日本食」が良いことが報告されています[5]．減塩日本食とは「米飯を中心とし，魚，肉，豆，野菜を豊富に含んだ日本食」から塩分摂取を控えた食事です．また，日本人高齢者を対象とした研究では「色々な食品を食べること」が認知機能維持に有効であることが報告されています．「減塩日本食」も「色々な食品を食べること」も，いずれも多種多様な食材を食卓に取り入れる，という点で共通しています．

　その他，特に高齢期には低栄養に陥りやすいため，その予防が大切です．高齢者が食事を楽しく美味しく食べられる環境作りや周囲のサポートが，認知症だけでなく介護予防，健康寿命延伸に重要といえます．口腔衛生への配慮に加えて，口腔機能が衰えても必要な栄養素

| 図 | 食事バランスガイド

(食事バランスガイド[4]より)

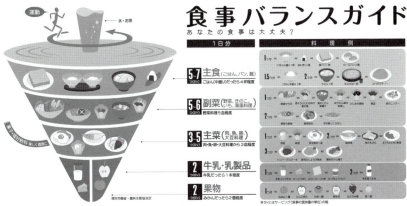

を摂取できる調理上の工夫や，会食・季節の行事を活用した食の楽しみを増す工夫，自炊の援助などが認知症予防のみならず，進行抑制に効果があるでしょう．

参考文献

1) Otaegui-Arrazola A, et al.: Diet, cognition, and Alzheimer's disease: food for thought. *Eur J Nutr*, **53**(1): 1-23, 2014.
2) 厚生労働省健康局：標準的な健診・保健指導プログラム【改訂版】．2013．
(http://www.mhlw.go.jp/seisakunitsuite/bunya/kenkou_iryou/kenkou/seikatsu/dl/hoken-program1.pdf)（2018年3月16日確認）
3) 菱田 明・佐々木敏（監修）：日本人の食事摂取基準 2015年版．第一出版，2014．
4) 農林水産省：食事バランスガイド．
(http://www.maff.go.jp/j/syokuiku/syokuikujissenn.html#ryuui)（2018年3月16日確認）
5) Nakamura Y, et al.: A Japanese diet and 19-year mortality: national integrated project for prospective observation of non-communicable diseases and its trends in the aged, 1980. *Br J Nutr*, **101**(11): 1696-1705, 2009.

大塚　礼　国立長寿医療研究センター老年学・社会科学研究センター

A

青年期から中年期までは認知症の危険因子となる糖尿病や高血圧症等の循環器系疾患を予防する食事が，高齢期には低栄養を回避するため，多種多様な食品から構成される十分なエネルギーを摂取できる食事が効果的です．低栄養予防の観点からは，高齢者が楽しく美味しく食事を食べられる環境作りも大切です．

V. 認知症および認知症予防の地域支援

Q76 認知症ではどのような社会経済的な負担がありますか

　世界，特に先進国では，高齢化に伴って，認知症患者の数は全世界で急速に増加していることが報告されています．Alzheimer's Disease International によって 2009 年に発表された世界アルツハイマーレポートでは，2010 年に全世界で認知症患者は 3,560 万人になると推算されました．さらに，その患者数は 20 年ごとに倍増し，2030 年には 6,570 万人，2050 年には 1 億 1,540 万人にまで至ると推計されています．その後，2013 年に発表された Global Impact Dementia2013-2050 で 2030 年には 7,600 万人，2050 年には 1 億 3,500 万人になると，増加した推計が発表されました．日本においても 65 歳以上の高齢者の認知症患者数と有病率の将来推計についてみると，平成 24（2012）年は認知症患者数が 462 万人と，65 歳以上の高齢者の 7 人に 1 人（有病率 15.0％）ですが，平成 37（2025）年には約 700 万人，5 人に 1 人になると見込まれています【図】．このような認知症患者数の増加に伴って，社会的なコストも増大してきていることが指摘されています．認知症による社会的なコストは，全世界で 4,220 億ドル（2009 年）と推計され，この値は 2005 年の推計値であった 3,150 億ドルと比較して 34％増大しており，今後も更なるコストの増大が予測されます[1,2]．これらの推計は，74％が先進国によって占められているとされ，社会的なコストという点では先進国においてその負担はより顕著となっています（例：イギリス（2013 年）：263 億ポンド[3]，アメリカ（2010 年）：1,570 億ドル〜2,150 億ドル）[4]．この総額は現時点でも癌や心臓疾患の費用を上回るとされています．厚生労働科学研究佐渡班の報告では，日本の認知症に関する年間の医療費は，2011 年では，入院医療は約 8,781 億円，外来医療は約 8,498 億円，合計約 1 兆 7,278 億円，2014 年では，入院医療費は 9,703 億円，外来医療費は 9,412 億円，合計 1 兆 9,114 億円と推計が発表されました．介護費用についても推計がなされており，日本における 2014 年の認知症関連介護費用は 6 兆 4,441 億万円と推計されました．これらの介護費用の内訳として在宅介護費 3 兆 5,281 億円，施設介護費 2 兆 9,160 億円であったことが報告されています．これらは医療費用・介護費用として，実際のお金としてあらわされますが，認知症患者の日常生活上のケアを行う介護者のインフォーマルケアの社会的コストが見逃されています．インフォーマルケアとは，自治体や専門機関などのフォーマル（正式）な制度に基づき提供される支援ではなく，家族や友人，地域住民，ボランティアなどによる，制度に基づかない非公式な支援のことをいいます．厚生労働科学研究佐渡班ではインフォーマルケアの社会コストについても推計を算出しており，調査票サンプルにおける認知症要介護者 1 人あたりの平均インフォーマルケア時間は，平均 25.71 時間／週と算出されました．これらを基に，インフォーマルケアコストを算出すると年間 6 兆 1,584 億円にも達することが示唆されました．インフォーマルケアによる社会コストも含め，2014 年における認知症の社会的コストは 14 兆 5,140 億と推計されています．

図　65歳以上の認知症患者数と有病率の将来推計

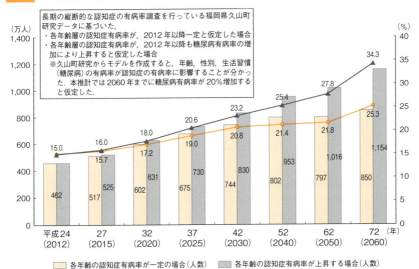

資料：「日本における認知症の高齢者人口の将来推計に関する研究」（平成26年度厚生労働科学研究費補助金特別研究事業　九州大学二宮教授）より内閣府作成

参考文献

1) Wimo A, et al.: The worldwide societal costs of dementia: Estimates for 2009. *Alzheimers Dement*, **6**(2) : 98-103, 2010.
2) Wimo A, et al.: An estimate of the total worldwide societal costs of dementia in 2005. *Alzheimers Dement*, **3**(2) : 81-91, 2007.
3) Knapp M, Prince M: Dementia UK: Second edition–Overview. Alzheimer's Society, 2014.
4) Hurd MD, et al.: Monetary costs of dementia in the United States. *N Engl J Med*, **368** : 1326-1334, 2013.

堤本広大　国立長寿医療研究センター老年学・社会科学研究センター

認知症には，医療費用および介護費用が社会経済的な負担となり，さらにインフォーマルコスト（家族や友人，地域住民，ボランティアなどによる，制度に基づかない非公式な支援）も負担となります．すべてを合わせると，日本全体で約15兆円にも達するといわれています．

Q77 地域にはどのような支援体制，支援サービスがあるか教えてください

支援体制

支援体制としては，インフォーマルなものとフォーマルなものが挙げられます．それぞれ，【表1, 2】に示します．

表1　インフォーマルな支援体制

① 家族
　本人が一番身近に相談できる人は家族です．近年は一人暮らしや高齢者夫婦世帯等，家族による支援が受けられない人が増えています．

② 町内会
　町内会の方が見守りや声かけ支援をしてくれる地域もあります．町内に支援体制が整っていると，認知症が進行してからも，家で介護サービスを利用しながら在宅生活を継続できる場合もあります．

③ 民生委員
　1人暮らしの高齢者や高齢者夫婦世帯を定期的に訪問し，生活上の困りごと等に対応してくれます．市区町村役場では対応できない，きめ細やかな支援をしてくれます．

④ 保健推進員
　健診の受診勧奨をしたり，地域で健康教室を開催する等，健康に関する支援をしてくれます．

⑤ 家族介護者の会
　介護家族の会を地域で開催しています．介護経験のある会員が，現在介護で辛い思いをしている介護者の話をじっくり聞いてくれて，必要な時はアドバイスをもらえます．

⑥ 認知症サポーター
　認知症サポーター養成講座を受講した方が，ゴミの分別に困っている人や道に迷っている人等，ちょっと困った時にやさしく声をかけてくれます．

表2　フォーマルな支援体制

① 市区町村役場
　介護申請の窓口があり，介護申請の受付，介護サービス等の説明をしてくれます．

② 地域包括支援センター
　高齢者の総合相談窓口として，高齢者の介護サービスに関すること，お金の管理に関すること，権利擁護に関すること等，高齢者の生活全般について相談に乗ってくれます．

③ 認知症初期集中支援チーム
　認知症の人やその家族を訪問し，認知症の専門医の受診を勧めたり，家での生活が続けられるための支援を行ったりしてくれます．

④ 保健所，保健センター
　認知症等の相談窓口として，健康状態全般についてアドバイスを受けることができます．

⑤ 社会福祉協議会
　地域で暮らすための生活全般や介護サービス，金銭管理等の様々な相談に乗ってくれます．

⑥ 介護保険関連の事業所
　近所のデイサービスセンターや訪問看護の事業所等では，介護保険サービスを利用するための手続き等について，説明を受けることができます．

⑦ かかりつけ医・歯科医
　病院以外は外出しなくなったという場合，かかりつけ医・歯科医に相談することで，介護申請等を勧めてくれます．

⑧ 病院の地域医療連携室，医療相談室
　退院後等に一人では家での生活が難しい場合に，入院している病棟の看護師や主治医から地域医療連携室を紹介され，退院後の介護サービスや施設について，説明を受けることができます．

支援サービス

　各種サービスの中で，主なものを【表3】に示します．介護予防等，地域支援事業に関連することは，次のQ78で記載します．

表3　主な支援サービス

① **介護保険サービス**
　認知症対応型通所介護等のように在宅で生活しながら利用できるサービスや，認知症対応型共同生活介護等のように共同生活の住居で，食事・入浴などの介護が受けられるもの，介護老人福祉施設等のように，入所し生活する場等，状態に応じて，様々なサービスが利用できます．利用にあたっては，各地域の市区町村役場等にご相談ください．

② **医療サービス**
　認知症疾患医療センター等の専門医療機関を受診することで，認知症の診断を受け，適切な治療へ結びつくことができます．受診にあたっては，かかりつけ医，地域包括支援センター，認知症初期集中支援チーム等にご相談ください．

③ **住まいに関するサービス**
　自宅での生活が不安になってきた時に生活できる場として，介護保険施設以外にも，サービス付き高齢者住宅，養護老人ホーム，ケアハウス等があります．利用にあたっては，地域包括支援センター等へご相談ください．

④ **金銭管理，権利擁護に関するサービス**
　認知症などによって物事を判断する能力が不十分な方を支援するための制度として，日常生活自立支援事業，成年後見制度等があります．利用にあたっては，各地域の地域包括支援センターや社会福祉協議会等にご相談ください．

赤沼智美　美唄市保健福祉部

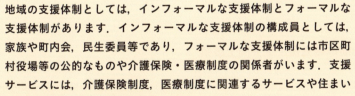

　地域の支援体制としては，インフォーマルな支援体制とフォーマルな支援体制があります．インフォーマルな支援体制の構成員としては，家族や町内会，民生委員等であり，フォーマルな支援体制には市区町村役場等の公的なものや介護保険・医療制度の関係者がいます．支援サービスには，介護保険制度，医療制度に関連するサービスや住まいに関するサービス，金銭管理等に関するものがあります．

Q78 地域支援事業及び地域リハビリテーション活動支援事業の概要を教えてください

ここでは，認知症の人とその家族支援に関連する事業をいくつか説明します．

介護予防把握事業

物忘れ症状がある等，何らかの支援が必要な人を早期に把握し，住民主体の介護予防活動等へ，つなげることを目的とする事業です．地域包括支援センター等の職員が窓口での相談や家庭を訪問した時に高齢者の状態を把握し，介護予防活動等につなげます．

地域介護予防活動支援事業

高齢者が住民主体の通いの場等に参加し，いつまでも元気で過ごすことができるための活動です．市区町村は住民主体の通いの場を人口1万人に概ね10か所を目標とて設置しています．

地域リハビリテーション活動支援事業

リハビリテーションに関する専門的知見を有する者が，高齢者の有する能力を評価し，改善の可能性を助言する等，地域包括支援センターと連携しながら，通所，訪問，地域ケア会議，サービス担当者会議，住民運営の通いの場等の介護予防の取組を総合的に支援する事業です．

認知症初期集中支援推進事業

認知症になっても本人の意思が尊重され，できる限り住み慣れた地域で暮らし続けられるために，認知症の人やその家族に早期に関わる「認知症初期集中支援チーム」を市区町村に配置しています．早期診断・早期対応に向けた支援体制を構築することを目的としている事業です．

認知症地域支援・ケア向上事業

認知症の人やその家族を支援する相談業務等を行う認知症地域支援推進員を市区町村に配置し，推進員を中心として，認知症の人と家族の支援として，認知症カフェ等を行います．

家族介護支援事業

介護教室の開催や介護者交流会を開催し,介護方法の指導等を行う事業です.

成年後見制度利用支援事業

低所得の高齢者に係る成年後見制度の申し立てに要する経費や成年後見人等の助成等を行います.

認知症サポーター等養成事業

認知症サポーター養成講座の企画・立案及び実施を行うキャラバン・メイトを養成するとともに,地域や職域において認知症の人と家族を支える認知症サポーターを養成する事業です.

赤沼智美　美唄市保健福祉部

A 地域支援事業は,高齢者が要介護状態または要支援状態となることを予防し,地域において自立した日常生活を営むことができるよう支援することを目的とした事業です.実施主体は市町村で,利用を希望する場合は,市町村,地域包括支援センター等に相談をしてください.

Q79 本人や家族が認知症を把握した時，どのように支援につながりますか

市区町村役場・地域包括支援センターへの相談

【本人から】
　物忘れ症状などを自覚した本人が電話や来所で相談します．相談を受けた後の具体的な支援としては，専門医療機関や介護申請を勧めたり，近所とのトラブル等の場合は対応方法を一緒に考えます．

【家族から】
　性格や行動が変化していく家族について，不安を抱え，電話や来所で相談されます．本人と同様に必要時に専門医療機関や介護申請を勧奨するほか，1人で介護を抱えていた心理的・身体的な負担について，ゆっくり話を伺い，心の整理ができるための支援を行います．

【地域から】
　隣人，町内会・民生委員等の地域の役員の方が相談に来ます．物を盗られた等の被害者意識を抱き，周囲に対して攻撃的になる人もいるため，近隣で暮らす住民の生活の負担になる場合があります．地域の方の話を傾聴し，大変さを伺い，並行して，認知症状のある人に対し，受診勧奨等の必要な支援を行っていきます．

【銀行・郵便局等の金融機関から】
　通帳や印鑑の紛失等を繰り返すことで，物忘れ症状等が明らかになり，担当者が相談に来ます．これまでの関わりの経過を伺い，本人，家族への支援を開始します．

【かかりつけ医・歯科医・医療機関職員から】
　受診日や検査日を忘れたり，薬の管理ができないことが増え，心配した医療機関からの相談を受けます．かかりつけ医から直接専門医を紹介していただく場合もありますが，介護申請を進めるために，市区町村窓口を紹介される場合があります．

【警察から】
　お金を盗まれたと感じ，何度も警察に通報したり，交通事故を複数回起こすことをきっかけに，警察の方が地域で暮らす認知症状のある人に気がつく場合があります．高齢者支援が必要な場合は警察から市区町村役場へ相談があります．必要時，本人や家族と会い，支援を行います．また，自宅に戻れなくなり，夜間に外を歩いていて，危険な方に対しては，介護保険等の短期入所サービスが利用できるように支援します．

介護関係者への相談

【本人から】
　困りごとを伺い，必要時に専門医療機関の受診や介護申請等を勧めます．

V｜認知症および認知症予防の地域支援

【家族から】
　必要時に専門医療機関の受診や介護申請を勧めるほか，介護負担が軽減できるような支援を行います．
【地域から】
　地域の方の話を伺い，必要時は本人や家族に会い，介護申請等の支援を行います．
【かかりつけ医・歯科医への相談】
　相談者は主に本人や家族です．物忘れ症状等がある場合は専門医療機関の受診や介護申請を勧めます．
【認知症カフェへの相談】
　認知症カフェの専門職が，本人，家族，地域の方の心配事等の話を伺います．必要な場合は受診や介護申請を勧めたり，介護負担についての話を傾聴し，必要な支援を行います．
【家族介護者の会への相談】
　介護経験者が話を聞き，介護負担の傾聴と，必要時に医療機関の受診や介護申請を勧めます．

V　認知症および認知症予防の地域支援

赤沼智美　美唄市保健福祉部

A 認知症の相談は，物忘れ症状などを自覚した本人や家族からの相談の他，地域住民や関係機関の方が市区町村役場や地域包括支援センターに相談し，必要な支援につながるケースが多くみられます．どのような経路で相談しても，本人，家族が必要な支援につながるための仕組みづくりが大切です．

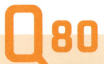

認知症を予防するために,地域ではどのような取り組みが行われていますか

地域における認知症予防戦略

　認知症予防には,高齢期における社会参加,知的活動,生産活動への参加,社会的ネットワークなど活動的なライフスタイルが重要であるといわれています[1].介護予防・認知症予防戦略には,ポピュレーションアプローチとハイリスクアプローチがあり,地域住民全体を対象として介入するポピュレーションアプローチは一次予防として,要介護状態発生のリスク者を早期発見し介入するハイリスクアプローチは二次予防に位置づけられます.

　これまで基本チェックリストを用い,ハイリスク高齢者を選別し,二次予防事業が行われてきましたが,本人の意欲とは関係のないところで参加への動機付けがなされるという限界があり,二次予防事業の参加率が低いという問題がありました[2].

　認知症予防活動への主体的な参加を促すため,健常な高齢者もハイリスク高齢者も区別なく一緒に参加できるようなプログラムの実施に加え,最近では,自治体が大学や研究機関などと連携し,精度の高い認知機能測定を地域の全高齢者に実施し,結果をフィードバックすることで,高齢者自身が自分の健康度を理解し,認知症予防のために自ら意識して健康な行動をとることを促す取り組みが行われています.

地域における取り組みの例

地域名	内容
東京都 世田谷区[3,4]	2001年から東京都健康長寿医療センター研究所と協働で認知症予防のための研究プロジェクトを実施. 　住民同士の交流を図り,健常な高齢者とハイリスク高齢者が一緒に参加でき,自己効力感を高めるような認知症予防プログラムを実施. 　参加者は,区が派遣するファシリテーター(活動支援者)から情報提供を受けながら,週1回2時間,6か月間,1グループ6人の小集団で運動や知的活動を習慣化. 　区のプログラムが終了した後も,活動方法を学習した参加者が,ファシリテーターの支援を受けずに,自主グループとして主体的に認知症予防を継続し,自主グループ同士の交流会や活動発表会も開催. 　行政は,最初に事業として認知症予防活動を住民が開始するための支援を行い,その後は住民主体で活動を継続してもらうのが特徴.
東京都 豊島区[3]	東京都内で最初に地域型認知症予防プログラムに取り組んだ区であり,2001年に「元気!ながさきの会」を発足. 　行政からの直接的な支援を受けることなく,会主催での一般住民対象の認知症予防講演会の開催,認知症予防を目的としたサークルのメニューの増加,参加者の募集を実施. 　通常は,行政が担うような啓発や人材育成などの役割を,高齢者自身が行っている点が特徴. 　会員が学校や公園の花壇を整備するなど地域貢献活動を積極的に行うことが,認知症予防活動を継続する動機付けに繋がっている.

愛知県 武豊町[5]	武豊町では，ポピュレーションアプローチによる心理社会面に着目した一次予防としての「憩いのサロン」事業を実施（2016年で13か所の設置）． ・サロン事業の特徴 　①地域住民のアクセスを良くするために町内の多拠点でサロンを整備 　②サロンの運営の計画段階から住民ボランティアが参画する自立運営型が目標 　③プログラムは，健康体操や脳トレだけではなく，手工芸や歌唱，レクリエーションなど多彩な内容を組み合わせて構成 　サロン参加により，ボランティア及び一般参加者において，開始時と比較し「おしゃべり相手の増加」の効果があり，サロン参加がきっかけで外出が増加した人は，ボランティアで46％，一般参加者で25％であった． 　サロン参加者は非参加者より8％要介護認定割合が低く，サロン参加回数が多い者ほど，認知症発症のリスクが低下する結果が示された．
愛知県 大府市[6]	大府市では，プラチナ長寿健診として，75歳以上の高齢者で，市の健診に参加した人を対象に，高齢期において予防すべき認知症やフレイルに特化した認知機能検査や体力測定等を実施． 　受診後は，脳とからだの健康度がわかる報告書を参加者宅に送付するとともに，プラチナ長寿健診を受診した75歳以上の高齢者全員に，認知症や介護状態への予防に重要な身体活動（運動や菜園手入れなど），知的活動（読書や楽器演奏など），社会活動（ボランティアや集会参加など）を毎日記録することが可能なコグニノートを配布． 　高齢者は，記録を付けた用紙を切り取り，大府市内11か所に設置されている専用機で読み取りを行うことで，後日，活動記録がグラフ化された結果用紙が自宅に郵送され，日々の活動をセルフモニタリングすることが可能．

参考文献

1) Wang HX, et al.: Late-life engagement in social and leisure activities is associated with a decreased risk of dementia: a longitudinal study from the Kungsholmen project. *Am J Epidemiol*, **155**(12) : 1081-1087, 2002.
2) 三菱UFJリサーチ＆コンサルティング：介護予防・日常生活支援総合事業への移行のためのポイント解説．2015．
(http://www.murc.jp/sp/1410/sougou/point_kaisetsu/point_honpen.pdf)（2018年3月20日確認）
3) 宇良千秋：地域での実践　東京都世田谷区，豊島区を中心に．老年精神医学雑誌，**25**(12), 1354-1359, 2014.
4) 髙橋裕子：認知症を地域で支える　東京都世田谷区での取り組み．公衆衛生，**78**(10), 689-692, 2014.
5) 竹田徳則：地域在住高齢者の心理社会面に着目した認知症予防　武豊プロジェクト．*Monthly book medical rehabilitation*, **206** : 45-50, 2017.
6) 大府市健康増進課：特集　認知症不安ゼロ作戦　認知症を予防できるまちを目指して．2017．
(https://www.city.obu.aichi.jp/cmsfiles/contents/0000033/33694/170701_04-09.pdf)（2018年3月20日確認）

水本　淳　北海道檜山振興局保健環境部

A　認知症を予防する取り組みは全国各地で行われています．ポピュレーションアプローチからハイリスクアプローチ，行政主体から地域住民主体まで人口や地域特性にあった様々な取り組みが展開されています．元気な高齢者がボランティアとして参加することで，認知症予防活動の担い手となるだけでなく，ボランティア自身の健康度の向上や認知症予防に繋がることも重要な要素です．

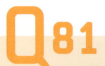

介護者の支援のために地域で具体的にできることについて教えてください

認知症患者を介護する家族の負担感

　認知症は，疾患の進行とともに中核症状である記憶障害に加え，不安・抑うつ，徘徊・妄想などの認知症の行動心理症状を生じるため，認知症患者を介護する家族介護者の身体的・精神的な負担は徐々に大きくなると考えられています。

　介護負担感の関連要因は，被介護者要因（認知症本人の属性，認知症の程度やADL，行動心理症状など）や介護者要因（介護者の属性や健康状態，介護期間，本人との関係性，行動心理症状の受け止め方など），介護環境要因（ソーシャルサポートの有無，社会資源の利用など）など多岐に渡っています[1]。

　2012年度の就業構造基本調査によると，仕事と介護の両立をしている男性は約131万人，女性は約160万人おり，介護・看護を理由に離職した人の総数は1年間で10万人以上いると報告されています[2]。

　認知症の人ができる限り住み慣れた地域で暮らし続けるためには，家族介護者の支援を充実させることが不可欠であるといえます。

認知症の人や家族介護者への支援

【認知症初期集中支援チーム【表】】

　2015年1月に発表された認知症施策推進総合戦略（新オレンジプラン）の施策の一つとして，認知症の人や家族に対する認知症初期集中支援チームによる早期対応・早期支援体制があります。

【認知症カフェ【図】】

　認知症の人や家族が集まり，地域の人や専門家と相互に情報を共有し，悩みを相談したり介護の情報を得たりする認知症カフェは，家族支援の一つとして推進されており，家族会や地域住民が集う場の発展型，施設併設型，自治体のモデル事業型などさまざまな形態があります。2014年度の調査では，全国280市町村に655以上のカフェが設置されています[4]。

【認知症サポーターとキャラバン・メイト】

　認知症の人や家族が地域で安心して生活していくためには，地域において見守りや声かけなどに協力できる人を増やしていく必要があります。認知症に関する正しい知識と理解を持ち，地域や職場で認知症の人や家族にできる範囲での手助けをする「認知症サポーター」は約700万人，そのサポーター養成講座の講師役である「キャラバン・メイト」は約12万人養成されています（2015年12月末現在）[4]。

V　認知症および認知症予防の地域支援

表 認知症初期集中支援チーム （平成28年度認知症初期集中支援チーム員研修テキスト[3]）

【定　義】	複数の専門職が家族の訴え等により認知症が疑われる人や認知症の人及びその家族を訪問し，アセスメント，家族支援などの初期の支援を包括的，集中的に行い，自立生活のサポートを行うチーム
【対象者】	40歳以上で，在宅で生活しており，かつ認知症が疑われる人又は認知症の人で基準に該当する人
【チーム員】	一定の条件を満たす認知症サポート医1名以上と，「保健師，看護師，作業療法士，精神保健福祉士，介護福祉士」等の合計3名以上で構成
【配　置】	地域包括支援センター，認知症疾患医療センターを含む病院・診療所等に配置

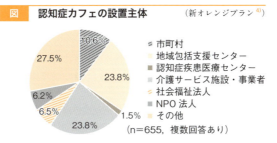

図　認知症カフェの設置主体　（新オレンジプラン[4]）

市町村　10.6%
地域包括支援センター　23.8%
認知症疾患医療センター　1.5%
介護サービス施設・事業者　23.8%
社会福祉法人　6.5%
NPO法人　6.2%
その他　27.5%
（n＝655，複数回答あり）

【その他の取り組み】

　自治体が中心となり，認知症の家族を対象とした勉強会の開催や，家族同士の交流の機会の提供などを目的に認知症家族会や介護者の会を実施している地域があります．また，認知症専用電話を開設し，24時間365日，家族からの相談に対応できる体制を整えている自治体もあります．

参考文献

1) 広瀬美千代：家族介護者の介護に対する肯定・否定両評価に関する文献的研究：測定尺度を構成する概念の検討と「介護評価」概念への着目．生活科学研究誌，**5**：175-187，2006．
2) 総務省統計局：平成24年就業構造基本調査　結果の概要，2013．
　 (http://www.stat.go.jp/data/shugyou/2012/pdf/kgaiyou.pdf)（2018年3月20日確認）
3) 国立研究開発法人国立長寿医療研究センター：平成28年度認知症初期集中支援チーム員研修テキスト．
　 (http://www.ncgg.go.jp/kenshu/kenshu/documents/H28_tekisuto.pdf)（2018年3月20日確認）
4) 厚生労働省：認知症施策推進総合戦略（新オレンジプラン）．
　 (http://www.mhlw.go.jp/stf/seisakunitsuite/bunya/0000064084.html)（2018年3月20日確認）

水本　淳　北海道檜山振興局保健環境部

A　認知症の人や家族が地域で安心して生活していくために，地域包括支援センター等に設置される認知症初期集中支援チーム，NPO法人や介護サービス事業者が実施する認知症カフェ，認知症サポーター養成講座への住民参加など，地域において介護者を支援するための取り組みが進められています．

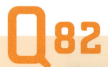

通所施設でできる認知症者に対する支援の方法を教えてください

通所施設を利用している高齢者の介護度の悪化には認知機能の低下が影響する

　通所施設を利用している高齢者では，高年齢，日常生活活動能力の低下，通所施設の利用，認知症の存在が介護度悪化のリスク要因として報告されています[1]．加えて，認知機能が低下した通所施設を利用している高齢者では，ナーシングホームへの入所に移行しやすいといった報告もあります[2]．したがって，認知機能の低下は要介護度の悪化やナーシングホームへの移行に影響を及ぼす可能性が高いことが考えられ，通所施設での認知症者に対する支援は重要であるといえます．

　先行研究では，認知課題トレーニング[3]，身体活動性の向上を図る取り組み[4]，音楽療法[5]は入所ならびに通所施設を利用している認知症者の認知機能の改善に有効であることが示されています．また，認知症予防のためには楽しい空間を作り出すことが重要であると報告されています[4]．したがって，通所施設では他者との交流によりコミュニケーションの相互作用を図りながら認知課題トレーニングや身体活動性の向上を図る取り組みならびに音楽療法等を組み合わせたプログラムを提供し，認知症者が楽しみながら行える空間を創出することが重要です．

通所施設での認知症者に対する支援方法の紹介とその効果

　著者が勤務していた当時（2014年）の通所施設での取り組み[6]を紹介します．通所施設を利用している高齢者95名（平均年齢80.4歳）の内，認知症者は25名（26.3％）を占めており，認知症予防に対する支援は喫緊の課題でした．そこで，運動機能や認知機能の維持改善を目的とした取り組みとして，午前中は個別のリハビリテーションを実施し，午後からは身体活動性を向上するために集団での運動介入【図a】や屋外散歩【図b】，レクリエーションとして屋外での園芸【図c】を行っていました．また，週3回は午後から常勤の音楽療法士による集団での音楽療法【図d】も提供していました．

　このような取り組みの効果として，3年間継続して通所施設を利用している高齢者33名の改訂長谷川式簡易知能評価スケール（Hasegawa Dementia Scale Revised；HDS-R）得点を後方視的に比較してみると，有意な改善は認めていないものの維持ができている結果でした[6]．したがって，通所施設を利用している高齢者に対して身体活動性の向上を図る取り組みや音楽療法は認知症の進行予防に効果的であると考えます．

図 通所施設での認知症者に対する取り組み

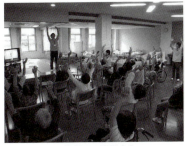

a. 集団での運動介入

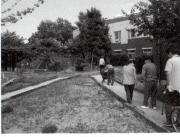

b. 屋外散歩

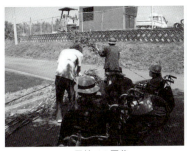

c. 屋外での園芸

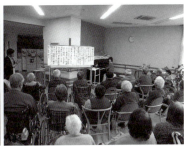

d. 音楽療法

参考文献

1) Kuzuya M, et al.: Day-care service is a risk factor for long-term care placement in community-dwelling dependent elderly. Geriatr Gerontol Int, **12**(2): 322-329, 2012.
2) Wilson RS, et al.: Nursing home placement, day care use, and cognitive decline in Alzheimer's disease. Am J Psychiatry, **164**(6): 910-915, 2007.
3) Kawashima R, et al.: Reading aloud and arithmetic calculation improve frontal function of people with dementia. J Gerontol A Biol Sci Med Sci, **60**(3): 380-384, 2005.
4) Kamegaya T, et al.: Pleasant physical exercise program for prevention of cognitive decline in community-dwelling elderly with subjective memory complaints. Geriatr Gerontol Int, **12**(4): 673-679, 2012.
5) 渡辺恭子・他:音楽療法が痴呆症状を呈する老年期の患者の認知機能に及ぼす効果に関する考察. 日本音楽療法学会誌, **2**(2): 181-187, 2002.
6) 平瀬達哉・他:通所サービスでの要支援・要介護者に対する認知症予防/鈴木隆雄(監修):基礎からわかる軽度認知障害(MCI)効果的な認知症予防を目指して. pp322-327, 医学書院, 2015.

平瀬達哉　長崎大学大学院医歯薬学総合研究科

A 通所施設でできる認知症者に対する支援の方法には,認知課題トレーニングや身体活動性の向上を図る取り組みならびに音楽療法があります.そして,このような取り組みを認知症者が楽しみながら行える空間を創出することが重要です.

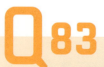

一人暮らしの認知症患者の治療方針について教えてください

早期発見から，診断，治療まで

　一人暮らしの高齢者の変化には，身近で世話をする人でないと，なかなか気が付きにくいのが現状です．早期発見，診断，治療まで結び付けていくには様々な課題があり，周囲の人の協力が必要です．早期発見から，診断，治療までの具体的な4つの手順を記します．

一人暮らしの高齢者へのコミュニケーションが大切

　近所では日々のあいさつや声かけ，生活支援や見守りの体制を構築しておくことが，早期発見に結びつきます．

早期発見

　早期発見の例として，ひどい物忘れの兆候はないか，約束は通じるか，独居高齢者に電話をしてみる，外出先で気が付く点，道に迷ってないか，金銭の管理は，買い物が適切にできているか，金銭の支払いはどうか，衣服の状況，入浴の状態，家電製品や家の備品を使いこなせない，鍋焦がしの跡はないか，冷蔵庫の中は，テレビの見方，趣味活動の変化は，情緒の変化は，などを参考にしてください．

地域包括センターの役割

　地域住民が心身の健康を保持し安定した生活を送るために必要な援助を行います．

医療機関との連携

【かかりつけ医との連携】

　かかりつけ医がいる場合はまず相談が必要です．かかりつけ医が認知症専門外の場合は，認知症でなく患者自身の病気を見ていただくことが大切です．様々な病気が合併し疼痛や倦怠感，食欲低下，発熱など身体への負担が不規則な生活となることがあり，認知症状を悪化させることがあります．専門医への紹介や今後の連携治療も必要となります．

【専門医との連携】

　認知症を専門に診ている科は精神科，神経内科，脳外科ですが，医療機関によって担当科が違います．近年，老年科，物忘れ外来など患者さんにとって受診のハードルがあるため，

受け入れやすい工夫をしている病院もあります．まず診断が大切であり，場合によっては投薬となり，専門医での定期受診による経過観察の必要性，かかりつけ医での投薬経過観察で良いのかの判断となります．

【医療機関に受診拒否】

　私は病気でない，物忘れはない，医者は嫌いだ，精神疾患扱いする等の発言はよくあることです．かかりつけ医がいないケースもあることです．拒否的なケースを何度も言うと余計に反発してしまうこともあります．日を変えて誘うこと，健診を理由に誘うこと，往診医を探し診ていただくこともあります．

【認知症であることを伝える】

　認知症はなるべく早期の段階での的確な治療が重要です．そのために医療機関に受診診断が大切です．ほとんどの方は年齢なりの忘れっぽさや脳が萎縮するであろうという知識を持っています．場合によっては認知症患者本人にも脳の病気であることを自覚していただき，予防の大切さを知っていただくこともあります．しかし病名を告げることにこだわる必要はありません．その人の理解力，認知レベルを考え理解できる範囲とします．そうしたことで今後の治療への取り組み，協力，生活設計を考えます．また，一人暮らしでも身内の方の病状の理解，今後サポートする方への理解を求めます．

【治　療】

　本人の意見を積極的に聞き，不安や不眠，ストレスはどうか，考えを尊重しメンタルの安定とします．一人暮らしでは周囲のサポート（行政の方，ケアマネジャー，ナース，ヘルパー，理学療法士など）が必須となり，サポートをする方が認知症を理解しなければなりません．そして生活リズムも大切な治療となります．生活リズムは脳の生体リズムを整えます．昼夜逆転を予防もします．日時やニュースなどに興味をもたせ，デイサービスの利用やヘルパー利用により，楽しみである食事をしっかり摂取し，嚥下機能にもあった食事も考え，摂取したことの確認をお願いすることもあります．その人にあった，その人らしい規則正しい生活を目指します．又，周囲のサポートの協力を得ながら薬物治療を開始とします．

　薬物投与にあたり，一人暮らしでは，見守りや支援の限界があるため，認知機能の低下やふらつき転倒などに注意し慎重に投与する必要があります．

参考文献

1) 認知症介護研究研修東京センター（監修）：認知症地域ケアガイドブック　早期発見から看取りまで．ワールドプランニング，2012．

宇仁　淳　平成ゆうわクリニック

A

認知症の早期発見は重要です．医療機関を受診する方は全体の10％程度といわれています．それぞれの環境，病気，人柄を考え，無理のない家族のかかわり支援を求め，その人にあったその人らしい生活を，周囲がサポートし，安全で安定した一人暮らしの認知症患者の治療方針を検討することが大切です．

Q84 在宅での認知症者の適切な服薬管理のための方法を教えてください

　一言で認知症といっても様々な型のそれぞれの特徴，まだらな症状，通常でも年齢を重ねることで自己管理能力が低下してくることが多く，すべての投薬において，なるべくシンプルにコンプライアンスを落とさない投薬が大切です．在宅生活において，それぞれの環境に応じた認知症者の適切な服薬管理のための方法を紹介します．

認知症の種類・特徴を理解し服薬管理方法を検討

　認知症には様々な種類，特徴があります．アルツハイマー型認知症，レビー小体型認知症，脳血管性認知症，前頭側頭型認知症，また，認知症に似た症状を呈す病気（大脳皮質基底核変性症，進行性核上性麻痺，正常圧水頭症，アルコール認知症等），いろいろな特徴がありますが，共通して，【表】に示す3点の問題があります．自己管理能力が低下してしまう，忘れてしまう，拒否的になってしまうことが多くみられます．

　しかし本人のプライドは尊重したいと介護者は考えます．以下のことを理解することが大切です．

　本人の記憶にないことは本人にとっては事実でない

　本人が思ったことは絶対的な事実であると本人は思っている

　日常生活でも様々な会話に共通して介護者が感じていることですが，本人のプライドを保つため，残った能力を尊重しながら支えることが大切です．

服薬を確実にさせるための実際の取り組み

【処方時の取り組み】

・自宅での生活の基盤の情報を得る

　在宅生活での環境や介護体制の把握が重要です．一人暮らしか，老夫婦のみの世帯か，介護者は誰か，ヘルパー利用頻度，デイサービスの利用頻度，訪問看護の利用頻度，等

表　認知症に共通する問題点

①自己管理能力の低下
　コンプライアンスの問題，医師が指示した服用が確実にできるか？
②物忘れ
　飲んだのに飲んでない，飲んでないのに飲んだとの発言がある場合
③拒否
　服用を嫌がり飲んでくれない．

の把握が重要です．
- なるべく一日一回の服用（どうしても必要な薬のみ）とする
  なるべく一日に一回の服用として，最低限の必要な薬，服用時間の幅も持たせます．
- 飲みやすい大きさ，形，味，貼付薬を選択，場合によっては口腔内崩壊錠を利用
  嚥下状態や食欲にも合わせて，飲みやすい大きさ，形，味，貼付薬を選択，場合によっては口腔内崩壊錠とします．
- ふらつき，転倒，夜間のトイレを念頭においての薬選択も必要

【在宅での取り組み】
- 一包化して間違いない内服とする．朝，昼，夕で包装を色分け
  薬袋を目立つように記載を大きくするなどの工夫が大切です．
- 一日分ずつの配薬セットか，お薬カレンダーを使用
  病状に応じ一日分ずつの内服薬のセットかお薬カレンダーを使用します．
- 家族がタイミングよく電話をし，安否確認と服薬を促す
- 訪問薬剤指導を導入
  専門職である薬剤師が自宅に訪問し，服薬状況や残薬，適切に内服ができる工夫や指導をします．その後に医師に報告をします．
- わかりやすいように書置きを利用
  優しい言葉で分かりやすく書置きをします．
- 訪問介護のタイミングやデイサービス時に服薬
  介護ヘルパー訪問時に服用時間を合わせたり，服用時間に訪問をしたり，また，デイサービス利用時に服薬をさせるなど工夫をします．
- 介護者でない方が内服をすすめる
  身近な人に対し他人より思い込みが強い場合もあり，介護者以外の方がすすめることで服用することもあります．

参考文献
1) 杉山孝博：服薬介助の問題はこう解決する！．認知症ケア最前線，**41**：56-62，2013．

宇仁　淳　平成ゆうわクリニック

A

在宅での認知症者の適切な服薬管理は生活背景，性格，病気の把握など，さまざまな工夫が必要です．服用しないことより，倍量飲んでしまうことは避けるべきことと考えます．患者を中心に家族，介護職，医療職が輪になり，共通認識を持ち正確な服薬を目指すことが大切です．

Q85 認知症に有用な福祉用具について教えてください

最も良い環境は慣れ親しんだ住まい

　訪問リハビリテーションの現場で働いていると，認知症を有する対象者にとって望ましい環境は「慣れ親しんだ住まい」であると感じます．加藤[1]は認知症を有する対象者にとってのケア環境は非常に重要であり，特に人的環境と物理的環境の双方を考える必要があると述べています．望ましい人的環境とは，ケアをする人がなじみの人や安心できる人，怒らない優しい人，頼りになる人です．一方，望ましい物理的環境は，なじみの環境，安心できる環境，理解しやすい環境などです．

　認知症の中核症状の一つは記憶障害ですが，長年住んだ住まいに残るエピソード記憶や近所の親しい方との関わりは，人的環境，物理的環境の面を考えても望ましい環境で，逆に慣れない環境や新しい場面に遭遇すると，混乱し戸惑い，自信がなくなることもあります．

　対象者の能力を見極めて，できないことはさりげなくサポートし，できることはしっかりと自分自身でやってもらえる環境を作ることが大切です．サポートの仕方は時期によっても異なりますが，軽度の認知症を有する対象者には，福祉用具の貸与など新しく環境を変化させることよりも，実際の生活場面での「貼り紙」や「物品位置の変更」など，一度に大きく環境を変えず，ひとつずつ対処すべき課題に合わせて調整することが大切です．

周囲を巻き込んだ関わり（人的環境），環境面での関わり（物理的環境）の両方が大切

　当事業所で関わっている対象者の事例を交えて具体例を共有します．妻との2人暮らしで，2人とも認知症と診断されています．日々の生活での変化点などを「情報共有ノート」を用いて共有し，家族を含めた在宅チームで統一した関わりを行えるように工夫をしています．タンスには「何が入っているかを記載したラベル」を貼り，記憶障害に対しての対策を立てています【図左】．玄関の上がり框と段鼻に「コントラストの異なるマーキング」を貼り，注意喚起することで昇降時の躓きの予防をしています【図右上】．トイレまでの動線をわかりやすくするための「床へのマーキング」を貼り，見当識障害を補うための環境調整をしています【図右下】．このように対象者だけでなく周囲の関わる人たちとの連携や物理的環境の調整も重要になります．

認知症を有する対象者と向き合い福祉用具の提案を

　安心・安全を与えるための福祉用具でも，柵を乗り越えての転落など「ベッドや付属品関

図　物理的環境調整の一例

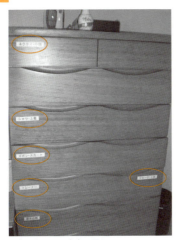
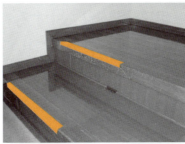
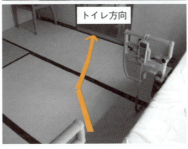

図左：タンスの中身の記入
図右上：玄関上がり框のマーキング
図右下：床へのマーキング

連での事故が58％」，移動時の転倒に関する「歩行補助用具関連の事故が35％」と在宅の認知症高齢者の福祉用具使用時の事故の大半を占めると報告されています[2]．認知症の時期を考慮し，評価結果をもとに認知症を有する対象者や家族を含めた在宅チームの全スタッフと相談し何を利用するかを決定しましょう．導入後も在宅チームとモニタリングし，安全に生活場面で使用できているかを確認・共有することが大切です．

参考文献
1) 加藤伸司：認知症の人の視点から考えるBPSD．老年精神医学雑誌，**27**（340 増刊1）：157-163，2016．
2) 東畠弘子：福祉用具専門相談員から見た，在宅の認知症高齢者の福祉用具利用状況とリスクマネジメントのあり方．国際医療福祉大学紀要，**14**(2)：29-40，2009．

加辺憲人，板橋健太　船橋市立リハビリテーション病院

A　認知症に有用な福祉用具として明確なものはありませんが，できる限り慣れ親しんだ自宅で，安全に過ごせる環境を支援するために，時期に応じてその人の症状に合わせた個々の物的環境の調整に加え，周囲の人的環境を交えた支援をします．

認知症者に対する在宅でのリハビリテーションのポイントについて教えてください

認知症者が「住み慣れた環境で自分らしく暮らし続ける」ためには，専門職のみならず，企業や団体，地域住民などが，各々で役割を果たすことが求められます．訪問リハビリテーションの対象者では，認知症状が徐々に表面化することがあり，生活全般の評価や家族・他職種との協働で軽度認知障害を早期から捉え，対応することで認知機能が正常化する可能性があります．認知症の各時期における問題を明確にして，家族を含めた在宅チーム全体をマネジメントすることも在宅での理学療法士に求められるポイントです【表】．

各時期における対応と留意点

軽度認知症の時期では，部屋を散らかす，道に迷うなどの生活の乱れに注意が必要です．客観的な評価（認知機能や身体・バランス機能）で経時的な数値変化を把握することはこの時期に限らず必須です．認知課題と同時に行う有酸素運動や筋力強化運動を自主練習としても提案し，実施状況をモニタリングします．家族支援では，家族の戸惑いを受け止め，認知症の知識や本人のプライドを傷つけない対応を共有します．他職種との協働では，本人の能力を最大に発揮し役割維持できるよう，在宅支援チームで援助計画を共通することが大切であり，本人ができることをケアサービスで奪わないよう注意します．

日常生活に支障をきたす時期では，偏食，失禁，転倒，幻覚，徘徊など多様な症状が出現します．直接プログラムでは，定期的な客観評価で最大能力を把握し，今までの役割や手続き記憶を活かした実生活での学習支援を行います．栄養状態への注意や転倒対策のための環境調整も必要となります．家族支援では，介護疲労を含めた体調の確認，負担軽減のための最大能力と実生活でできることを家族と共有します．独居者に対しては季節感のある話題提供や訪問時の室温と更衣状況・服薬状況の確認などがポイントとなります．

常に介助が必要な時期では，意思疎通や離床・体動が困難となり，褥瘡や誤嚥性肺炎などの危険性も高まります．直接プログラムでは，不快刺激の除去（安楽なベッド・車いすの姿勢，拘縮・褥瘡予防など）が重要です．バイタルサインの変化を早期に察知して誤嚥性肺炎などの合併症発見に努めます．家族支援では，家族負担の限界を把握して施設利用を含めた提案も行います．他職種との協働では，介助方法，ベッドマットレスなどの設定，体位ドレナージ方法など，日常で多く過ごす体位を安楽にするための情報共有が重要です．

どの時期においても，その人らしく尊厳を保持できるよう，本人の反応・声に耳を傾け，共感し，本人の困難感を感じ取り，一緒に乗り越えようとする態度を理学療法士が示すことで，本人にポジティブな感情を持ってもらうことが必要です．

表 在宅での支援における認知症の時期におけるポイント

重症度	発見～軽度 社会生活支障・日常生活支障なし	中等度 日常生活に支障あり	重度～終末期 日常生活に常に介助が必要
中核症状・周辺症状	・日時あいまい，訪問スケジュールの忘れ，屋外の道に迷う，同じ質問がある，残薬の乱れなど ・整理ができないなどの家事の乱れ ・支払いが滞るなど金銭管理があいまい ・同じものを買ってきてしまうなど収集癖	・新しいことに対して柔軟的な対応が困難になる ・失禁頻度の増加 ・自宅内での迷い　・徘徊 ・幻覚，妄想　入眠困難や早朝覚醒，不眠 ・入浴頻度の減少 ・過食，偏食，異食や脱水 ・転倒	・常時失禁　・着替え困難 ・入浴拒否　・睡眠時間増加 ・家族が分からなくなる ・暴言，暴力・拒食による低栄養 ・誤嚥性肺炎　・褥瘡 ・意思疎通困難
訪問理学療法士の直接プログラム	・定期的な客観的評価の継続 ・症状の自覚がどこまであるのか評価し，困っていることに対しての提案 ・認知機能改善のための有酸素運動・筋力強化などの提案と実施状況のモニタリング ・見当識障害や記憶障害に対しての環境調整（引き出しのラベリングなど）	・定期的な客観的評価の継続（特に行動面でも評価できるアセスメントなど） ・今までの役割や手続き記憶を活用して，実際の生活環境での学習を促す ・低栄養や脱水症状のモニタリング ・転倒対策のための環境調整 ・嚥下機能の評価	・定期的な客観的評価の継続 ・不快刺激の除去（安楽な姿勢・拘縮／褥瘡予防のためのベッド上ポジショニングや車いすのシーティング） ・拘縮予防　・呼吸理学療法 ・バイタルサイン確認による合併症の発見
家族支援	・家族への聴取（同じ質問反復，物品名呼称，物のしまい忘れやなくす，興味関心の変化，行動の変化など） ・家族の戸惑いに対しての受け止めと，認知症の知識の共有 ・服薬状況の確認 ・ショートステイの体験利用	・本人の不安や苛立ちからBPSDが出現しやすいため，混乱と悲しみや介護疲労に対しての体調確認 ・日中は普段着で過ごす生活リズムの継続 ・できないことよりも「できること」にも着目する ・ショートステイの利用	・介護負担に対しての直接的な対策方法検討 ・ショートステイの継続的利用 ・虐待の早期発見 ・福祉用具の提案（別途マットレス，車いす・クッションなどの変更）
他職種協働のポイント	・スケジュールの一覧化 ・本人の役割の維持のための在宅支援チーム間での共通認識（本人ができることと援助課題の明確化） ・社会参加の促し（デイサービスの利用・オレンジカフェの参加・地域活動への参加・民生委員の活用など） ・緊急時の対応についての検討	・介護負担軽減のためのサービスの検討 ・季節感のある話題提供 ・訪問時の室温の確認 ・食事内容の確認 ・服薬調整	・安全な食事設定，飲水設定や介助方法の共有 ・体位ドレナージ方法伝達

加辺憲人　船橋市立リハビリテーション病院

A 訪問理学療法士が認知症状を早期発見し，認知症の進行状況の各時期における問題を明確にして，家族を含めた在宅チーム全体をマネジメントすることも在宅での理学療法士に求められるポイントです．

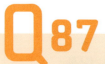

家族介護者への支援のポイントを教えてください

家族介護者の抱える介護負担感

　認知症高齢者の家族介護者は，認知症によるBPSD（行動・心理症状：behavioral and psychological symptoms of dementia）の対応や，性格の変化等，家族として困難な状況に置かれている場合も多い中での介護を強いられています[1]．これにより家族介護者は介護負担感を感じています．介護負担は，介護者の精神面・身体面（主観的な負担：心配，不安，フラストレーション，疲労感）と生活全般における次元（客観的な負担：患者の示す諸症状あるいは介護者が経験する困難に関連して生じる出来事・活動）とに二大別されます[2]．

評価の実施

　家族介護者への支援は，介護負担感の原因を探り，問題点を抽出していくことが大切です．このため家族介護者の介護による身体的な負担や精神状態，生活全般を多面的に評価することが重要です．そして家族介護者からの声を直接聞き，気持ちを受け止め，信頼関係を築いた上で適切な支援方法を選択し提供していくことが必要です．家族介護者の介護負担感を捉える尺度として，Zarit Caregiver Burden Interview（ZBI）や，BPSDの頻度と重症度および介護者の負担度を数量化することができるNuropsychiatric inventory（NPI）などがあります．介護負担感につながる不安など精神面の評価としてはSTAI状態・特性不安検査（State-Trait Anxiety Inventory-Form JYZ）やSDS自己評価式抑うつ性尺度（Self-rating Depression Scale）などがあります【表】．また，いくつかの評価を組み合わせて多面的に捉えていくことが大切です．

表　介護負担感，精神面を把握するための質問紙

評価法	特徴
Zarit Caregiver Burden Interview（ZBI）	介護者の介護負担感を捉える尺度
Nuropsychiatric inventory（NPI）	認知症患者のBPSDの頻度，重症度および介護負担感を数量化できる
STAI状態・特性不安検査 （State-Trait Anxiety Inventory-Form JYZ）	状態不安（特定の場面で一過性に感じられる不安）と特性不安（状況要因に影響されず長期的に感じている不安）を測定する
SDS自己評価式抑うつ性尺度 （Self-rating Depression Scale）	抑うつ性を自己評価する尺度

家族介護者への支援

　家族介護者への支援方法には心理教育，スキル訓練，介護者サポート，ケースマネジメント，レスパイトケア，介護者のセルフケアなどがあります[3]．実際の支援はこれらの方法を組み合わせて行います．
　①心理教育：ストレスへの対応，ケーススタディ
　②スキル訓練：認知症に対する知識の提供，BPSDの対処方法の指導
　③介護者サポート：認知症本人や家族介護者の話の傾聴，家族介護者同士の交流
　④ケースマネジメント：適切なサービス，および生活環境の調整
　⑤レスパイトケア：デイサービスやショートステイなど介護サービスの利用
　⑥介護者のセルフケア：心理状態や健康状態の把握
　さらに認知症の進行に合わせ必要な援助は変化します．初期ではもの忘れや取り繕い行動に対する理解や援助，中期では記憶障害や注意障害などの中核症状やBPSDに対する対応策，後期では身辺動作全般に介助が必要になるため介助方法の指導などが必要になります．原則として家族介護者のこれまで行ってきた介護の過程を認め，肯定し，介護を長く継続できるような援助が必要です[4]．

参考文献
1) 黒澤直子：認知症高齢者の家族介護者を対象とした家族支援プログラムの考察．人間福祉研究，**16**：47-57，2013．
2) 日本神経学会（監修）：認知症疾患治療ガイドライン2010　コンパクト版2012．医学書院，p73，2012．
3) 日本神経学会（監修）：認知症疾患診療ガイドライン2017．医学書院，p67，2017．
4) 櫻井成美：介護肯定感がもつ負担軽減効果．心理学研究，**70**(3)：203-210，1999．

清野和代　　国立長寿医療研究センターリハビリテーション科部

A 家族介護者への支援としては，まず家族介護者の介護負担感を理解し，問題点を明確にする必要があります．そして介護負担感や精神状態，生活全般の評価を実施しながら，患者と家族介護者に直接話を聞き，家族介護者との信頼関係を築かなくてはいけません．そして，評価結果に基づき，認知症の進行に合わせた支援方法を選択し提供することが重要です．

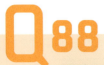

認知症または認知機能の低下がある高齢者の運転免許制度について教えてください

75歳以上の高齢者は運転免許更新時に認知機能検査を受講しなければなりません

　免許証の更新期間満了日（誕生日の1か月後の日）の年齢が70歳から74歳までの方が免許更新を希望する場合，更新手続前に高齢者講習等を受講しなければなりません．また，75歳以上の方が免許更新を希望する場合には，講習予備検査といわれる認知機能検査を受けた上で高齢者講習などを受講する必要があります．

　講習予備検査は，①検査時の年月日などを尋ねる時間の見当識，②16種類の絵を記憶し何が描かれていたかを回答する手がかり再生，③時計の文字盤を描き，指定された時刻を表す針を描く時計描写の3つの内容から構成されています．検査結果について，「記憶力・判断力に心配ありません」（第3分類），「記憶力・判断力が少し低くなっています」（第2分類），そして「記憶力・判断力が低くなっています」（第1分類）という3種類の判定結果が出され，それぞれの結果に応じて免許更新に向けてその後の講習を受講することになります．

認知機能検査の結果により運転免許更新の過程が異なります

　講習予備検査の結果，「記憶力・判断力に心配ありません」という第3分類の判定になった者は，その後交通事故の現状や交通法規について学ぶ座学（30分），視力検査などを含む運転適性検査（30分），自動車学校内を走行する実車指導（60分）からなる高齢者講習（2時間）を受講し免許更新となります．「記憶力・判断力が少し低くなっています」という第2分類の判定を受けた者は，上記の内容に加え実車指導時の様子をドライブレコーダーで撮影しその様子を振り返る，あるいはDVDにて加齢に伴う運転への影響を学ぶ個人指導（60分）を含む高齢者講習（3時間）を受講することで免許更新となります．

　一方，「記憶力・判断力が低くなっています」という第1分類の判定を受けた者は，高齢者講習を受ける前に臨時適性検査といわれる医師の診断の受検あるいは主治医等の診断書の提出をしなければなりません．その結果，認知症と診断された場合，運転免許の取り消し等の対象となります．認知症ではないと診断された場合は，第2分類の方と同様に3時間の高齢者講習を受講することで免許更新となります．さらに，75歳以上の方が信号無視などの一定の違反行為を起こした場合，臨時認知機能検査を受けることが義務付けられており，検査結果に応じて臨時高齢者講習あるいは臨時適性検査（もしくは主治医等の診断書の提出）を受ける必要があります．70歳以上の高齢者の免許更新までの流れを【図】にまとめています．

図　70歳以上の高齢者の免許更新の流れ

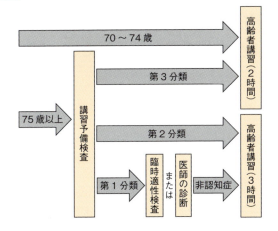

　平成29年3月12日より施行された改正道路交通法により，これまで以上に免許更新時における認知機能の位置づけは重要なものとなりました．その一方で，検査を実施する自動車学校の負担増加あるいは運転免許取り消しとなった場合の対策などの課題もあり，運転免許制度についてはさらに吟味していく必要があると思われます．

堀田　亮　近畿大学九州短期大学保育科

現法では認知症と診断されると運転免許の取り消し等の対象となります．認知機能に少し低下が認められる高齢者の場合，免許更新の際に個人指導を含む高齢者講習（3時間）を受けなければなりません．

Q89 安全運転のための対策を教えてください．また，運転免許を返納した場合の代替手段について教えてください

安全運転のための対策について

　運転は認知，判断，操作という一連の流れの繰り返しから成り立っていますが，これらと関連する要因が視力や視野，あるいは反応時間などの個人要因です．特に運転時は目から入ってくる視覚情報が重要な役割を果たします．視力については加齢に伴い低下することが明らかとなっており，40代では約9割の方が0.7以上の視力を有している一方で，70代では約7割にまで減少してしまうことも報告されています【表】．交通事故を防ぐためには，まずは視力や健康状態など常日頃から自分の状態を把握し，体調が悪い場合には運転を控えるなど状況に応じて対応することが重要だと考えられます．

　環境要因について，平成28年の交通事故発生を道路形状別にみたところ，市街地交差点での交通事故が最も多く，全体の約44%を占めていることが報告されています[2]．交差点は信号や歩行者，対向車など確認しなければならない事柄が多いため普段以上に安全運転を心がけることが大切です．

　自動自動車の開発が少しずつ進められていますが，完全自動運転に向けては法整備をはじめさまざまな課題があり，まだかなり時間がかかると考えられています．道路状況だけではなく自分自身の状態についても判断し，無理はしないことが安全運転の第一歩ではないかと思います．

運転免許を返納した場合の代替手段について

　運転への不安などにより運転免許証を返納したい場合，有効期間内であれば自主的に返納することができます．返納のためには本人が申し出る必要があり，警察署や各運転免許センターで行うことができます．また本人確認書類として運転免許証に代わるものを希望する場合，運転経歴証明書を発行してもらうことが可能です．運転経歴証明書は本人確認証明書としてのみならず，地域によってショッピングセンター，ホテルなどでさまざまな場所で特典

表　視力（右眼）の年代別評価　　　　　　　　　　　　（老化に関する長期縦断疫学研究[1]を改変）

	40歳〜49歳		50歳〜59歳		60歳〜69歳		70歳〜79歳		80歳以上		全体	
	人数	%	人数	%	人数	%	人数	%	人数	%	人数	%
0.3未満	3	0.6	9	1.7	14	2.6	22	4.3	22	10.8	70	3.0
0.3〜0.6	51	9.4	54	10.3	75	13.7	140	27.6	69	33.8	389	16.7
0.7以上	490	90.1	462	88.0	460	83.8	345	67.9	112	54.9	1,869	80.2

図　運転免許証の自主返納者数（高齢者）の年次推移　（運転免許統計平成28年版[3]）より作成）

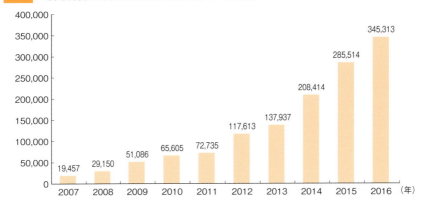

を受けることができます．なお，運転免許証を自主返納する高齢者は年々増加しており，2016年は345,313名と10年前に比べおよそ14倍の高齢者が自主返納しています【図】．

運転免許証返納後の代替手段としては，①バスや電車などの公共交通機関の利用，②自転車や徒歩，③電動車いすの利用などが挙げられます．各都道府県によってサービスは異なりますが，バスや電車などの公共交通機関の割引を受けられる自治体もあります．また，電動車いすについては最高時速が6 km/hと早歩き程度ですが，歩行者と同じ扱いのため運転免許証がなくても運転できます．

運転免許証を返納することにより，外出の減少といった問題が懸念されますが，運転の代替手段も少しずつ広がりをみせています．まずは自分が住んでいる地域でどのような取り組みがされているか，それを知ることが重要だと思います．

参考文献
1) 国立長寿医療研究センター　老化に関する長期縦断疫学研究
(http://www.ncgg.go.jp/cgss/department/ep/monograph7thj/documents/7thJ8sensory.pdf)（2018年4月24日）
2) 警察庁交通局：平成28年における交通事故の発生状況．2017．
(http://www.e-stat.go.jp/SG1/estat/List.do?lid=000001176564)（2018年3月16日確認）
3) 警察庁交通局運転免許課：運転免許統計平成28年版．
(https://www.npa.go.jp/toukei/menkyo/index.htm)（2018年3月16日確認）

堀田　亮　近畿大学九州短期大学保育科

A
安全運転の対策としては，常日頃から安全運転を心がけるだけでなく自分自身の状態についても知っておくことが重要です．また，運転免許証返納後の代替手段として，公共交通機関や電動車いすがありますが，各都道府県によって割引などのサービスも異なるため一度確認することが大切です．

索引

─── 和　文 ───

あ

アカシジア　74
アパシー　7
アミロイドPET　60
アミロイドβ　6, 20, 70
アミロイドイメージング　60
アミロイドカスケード仮説　6, 20
アミロイド前駆体蛋白　20
アリセプト　70
アリピプラゾール　74
アルツハイマー型認知症　6
　　──の診断基準　6
アンメット・ニーズ理論　80

い

意味性認知症　12
意欲の評価　102
飲酒　44

う

ウィスコンシン・カード分類検査　68
ウェルビーイング　110
うつ病　5, 40
運転免許制度　184
運転免許の返納　186
運動　140
　　──の継続　142
　　──の効果　136, 140
　　──の習慣化　142
運動機能障害　18
運動障害　33

運動療法の効果　94

え

園芸　172
嚥下機能の評価　98

お

オランザピン　74
音楽療法　172

か

介護者への支援　170, 182
介護負担　182
概日リズム　42
介助量の評価　118
回想法　106
改訂長谷川式簡易知能評価スケール　62
回復期リハ病棟　100
　　──でのアプローチ　100
過剰な介助　103, 118
仮性認知症　40
画像診断　56
家族への支援　170, 182
ガランタミン　72
環境整備　178

き

記憶　66
　　──の検査　66
記憶障害　52
危険因子　34
喫煙　38
機能画像　56
気分障害　50
基本的日常生活活動　92
記銘障害　52

キャラバン・メイト　170
強迫的音読　12

く

クエチアピン　74

け

形態画像　56
軽度認知症　114
軽度認知障害　126
血清BDNF　28
減塩日本食　156
言語障害　50
幻視　8
現実見当識訓練　96
見当識障害　50
健忘型MCI　128

こ

口腔内崩壊錠　177
高血圧　32
高次脳機能障害　88
　　──の症状　89
講習予備検査　184
甲状腺機能低下症　4
行動変容　142
誤嚥性肺炎　32, 98
コグニサイズ　146, 148
コリンエステラーゼ阻害剤　70

さ

在宅でのリハビリテーション　180
作業回想法　106

189

し

支援サービス　163
支援体制　162
ジスキネジア　75
ジストニア　74
持続的注意　68
疾患修飾薬　21
失行　89
実行機能　68
実行機能障害　50
失語症　89
失認　89
シナプソロジー　146
社会的活動　152
若年期認知症　14
若年性認知症　12, 14
集団でのアプローチ　104
重度認知症　116
受診拒否への対応　112
手段的日常生活活動　18, 92
常同行動　12
情動失禁　10
食事　156
食生活　150
初老期認知症　14
新オレンジプラン　14, 170
人格変化　50
神経原線維変化　6, 22
神経細胞脱落　25
神経新生　138
　　——の計測　138
　　——の促進　138
神経認知障害群　54
進行性非流暢性失語　12
身体活動不足　35
身体的フレイル　132

す

髄液排除試験　16
遂行機能　68
水頭症　16
睡眠障害　42
睡眠導入剤　75
ストループ検査　68

せ

生活習慣病　131, 134, 156
正常圧水頭症　4, 16
摂食・嚥下障害　98
選択的注意　68
前頭側頭型認知症　12
前頭側頭葉変性症　12
せん妄　5, 86

そ

想起障害　52

た

大脳白質病変　26
　　——の危険因子　26
タウ蛋白　22
脱水　32
タップテスト　16
脱抑制　12
多発ラクナ梗塞　10
短期記憶　66

ち

地域支援事業　164
知的活動　154
チャレンジング行動　80
注意機能　68
中等度認知症　116
長期記憶　66
陳述記憶　66

つ

通所施設　172
　　——での支援　172

て

低栄養　33, 156
定型抗精神病薬　74
デュアルタスク　144
　　——の効果　145
デュアルタスクトレーニング　146
てんかん　33
転倒　120
転倒リスク　121
　　——の評価　122

と

糖尿病　36
特発性正常圧水頭症　16
独居の認知症患者　174
ドネペジル　70, 72, 74
ドパミントランスポーターSPECT　56
取りつくろい　112

な

治る認知症　4

に

日本語版 Abbey pain scale　119
日本版ウェクスラー記憶検査改訂版　67
認知関連行動アセスメント　82
認知機能訓練　96
認知機能低下の予防　134
認知機能の重症度　82

認知機能へのアプローチ　96
認知行動療法　97
認知刺激　96
認知症　4, 50, 86
　――の合併症　32
　――の危険因子　34
　――の行動・心理症状　74
　――の社会的コスト　160
　――の重症度　78
　――の初期症状　130
　――の診断基準　54
　――の生存期間　18
　――の相談　166
　――の保護因子　34
　――の有病率　2
　――の予後　18
　――のリハビリテーション　90
認知症カフェ　170
認知症ケアマッピング　111
認知症高齢者の日常生活自立度　108
認知症高齢者数　2
認知症サポーター　162, 170
認知症初期集中支援チーム　162, 170
認知症治療薬　70
　――の種類　72
認知症のための障害評価票　92
認知症予防　168
認知的フレイル　132

の

脳萎縮　24
脳活性化リハビリテーション　104
脳血管性認知症　10
脳血流シンチ　56
脳小血管病　26
脳由来神経栄養因子　28

は

パーキンソニズム　8
パーソン・センタード・ケア　110
パーソンフッド　110
徘徊　84
排尿障害　32
ハイリスクアプローチ　168
ハロペリドール　74
反響言語　12
半側空間無視　89

ひ

非健忘型 MCI　128
ビタミン B_{12} 欠乏　4
非陳述記憶　66
非定型抗精神病薬　74
非薬物療法　96
兵庫式 ADL スケール　92
標準意欲評価法　102
ビンスワンガー病　10

ふ

福祉用具　178
服薬管理　176
振り返り行動　112
フレイル　132
プレセニリン　20

へ

ペロスピロン　74
変性性認知症　24
便秘　32

ほ

訪問リハビリテーション　180
保護因子　34
ポジトロン断層撮像法　58
ポピュレーションアプローチ　168

ま

マーキング　178
慢性硬膜下血腫　4

め

メマンチン　70, 72, 74

も

物忘れ　50, 52

や

やる気スコア　102

よ

抑肝散　74

り

リスペリドン　74
リズミックステッピングエクササイズ　146
リバスチグミン　72
臨時適性検査　184
臨床認知症評定法　67

れ

レビー小体型認知症　8
レム睡眠時行動障害　8

ろ

老研式活動能力指標　92

老人斑 6
老年症候群 18

――― 数　字 ―――

3D-SSP　57

――― 欧　文 ―――

A

ADL　18, 78
ADL 介助　118
APP　20

B

BADL　92
BADS　68
BDNF　28, 95
BEHAVE-AD　80
behavioral and psychological symptoms of dementia　74, 80
BPSD　32, 74, 78, 80
brain-derived neurotrophic factor　28

C

CBA　82
CDR-J　67
CMAI　80
cognitive frailty　132
cognitive stimulation　96

D

DAD　92
DaTscan　56
DCM　111
default mode network　30

delirium　54, 86
dementia　54, 86
dementia with Lewy bodies　8
DESH 所見　16
disease-modifying drug　21
DLB　8
DMN　30
DSM-5　54, 86
dual task　144

E

early-onset dementia　14
EOD　14

F

FAB　68
FAI　92
FAST　92
FDG PET　59
Frenchay activities index　92
frontotemporal dementia　12
frontotemporal lobar degeneration　12
FTD　12
FTLD　12
functional assessment staging　92

H

HADLS　92
HDS-R　62
head turning sign　112

I

IADL　18, 78, 92
IADLs　92

ICD-10　54
iNPH　16

L

life review　106

M

major cognitive disorder　54
MASA　98
MCI　126
　――の分類　127, 128
MCR　46
MIBG 心筋シンチ　56
mild cognitive impairment　126
mild neurocognitive disorder　54
mini-mental state examination　64
MMSE　64, 66
motric cognitive risk syndrome　46

N

N-ADL　92
NCDs　54
neurocognitive disorders　54
NIA-AA　6, 54
NMDA 受容体拮抗薬　70
NM スケール　92
NPI　80
nuropsychiatric inventory　182
N 式老年者用精神状態尺度　92
N 式老年者用日常生活動作能力評価尺度　92

P

pack-years　38
PET　58
PGC-1α　28
presenilin　20
PRPS　102
PSMS　92

R

reminiscence　106
resting state network　30
RSN　30

S

SDS 自己評価式抑うつ性尺度　182
small vessel disease　26
STAI 状態・特性不安検査　182
SVD　26

T

trail making test　68

V

vitality index　102
VSRAD　57

W

WMS-R　67

Z

Zarit caregiver burden interview　182
ZBI　182

理学療法士のための
知っておきたい！認知症知識Q&A　ISBN978-4-263-26563-5

2018年5月25日　第1版第1刷発行

監　修　島　田　裕　之
編　者　牧　迫　飛　雄　馬
発行者　白　石　泰　夫

発行所　医歯薬出版株式会社

〒113-8612　東京都文京区本駒込1-7-10
TEL. (03)5395-7628(編集)・7616(販売)
FAX. (03)5395-7609(編集)・8563(販売)
https://www.ishiyaku.co.jp/
郵便振替番号 00190-5-13816

乱丁，落丁の際はお取り替えいたします　　　印刷・あづま堂印刷／製本・皆川製本所

© Ishiyaku Publishers, Inc., 2018. Printed in Japan

本書の複製権・翻訳権・翻案権・上映権・譲渡権・貸与権・公衆送信権(送信可能化権を含む)・口述権は，医歯薬出版(株)が保有します．
本書を無断で複製する行為（コピー，スキャン，デジタルデータ化など）は，「私的使用のための複製」などの著作権法上の限られた例外を除き禁じられています．
また私的使用に該当する場合であっても，請負業者等の第三者に依頼し上記の行為を行うことは違法となります．

JCOPY ＜(社)出版者著作権管理機構 委託出版物＞
本書をコピーやスキャン等により複製される場合は，そのつど事前に(社)出版者著作権管理機構(電話 03-3513-6969, FAX 03-3513-6979, e-mail：info@jcopy.or.jp)の許諾を得てください．

理学療法士のための わかったつもり?!の 糖尿病知識 Q&A

■ 石黒友康　田村好史【編】
■ A5判／184頁／定価(本体3,200円＋税)

- 糖尿病領域では現在，運動療法や患者指導における理学療法士のさらなる介入が期待されている．
- 理学療法士が，糖尿病医療スタッフの一員として必要な情報を身につけ，根拠ある患者指導を行うことができるよう，Q&A形式でわかりやすく糖尿病の知識をまとめた．

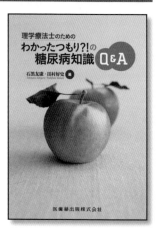

ISBN978-4-263-21736-8

◆主な目次

Ⅰ．糖尿病の基本
糖尿病発症に関する遺伝因子・環境因子について教えてください／倹約遺伝子・肥満遺伝子について教えてください／1型糖尿病はなぜ発症するのか教えてください／その他の糖尿病とは何ですか？／妊娠糖尿病と糖尿病合併妊娠との違いは何ですか，また予後はどうですか／ほか多数

Ⅱ．糖尿病の治療
血糖コントロール指標の使い分け方を教えてください／血糖コントロール目標値はどのように定められたのですか？／インスリン療法のやり方を教えてください／CGM，インスリンポンプ，SAPとは何ですか？／高齢者のインスリン・薬物療法の考え方を教えてください／ほか多数

Ⅲ．合併症
細小血管障害発症の自然史を教えてください／ポリオール代謝異常について教えてください／グリケーションについて教えてください／糖尿病と酸化ストレスの関係やRedox stateについて教えてください／肥満者ではなぜ交感神経の緊張が高まるのか教えてください／ほか多数

Ⅳ．運動療法
運動の急性効果，慢性効果について教えてください／運動と身体活動量の違いを教えてください／糖尿病発症と座位時間の関係について教えてください／NEATとは何ですか，NEATを増やすにはどうしたらよいですか？／国際標準化身体活動質問表について教えてください／ほか多数

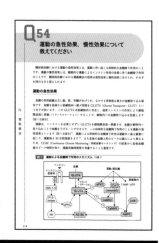

医歯薬出版株式会社　〒113-8612 東京都文京区本駒込1-7-10　TEL03-5395-7610　FAX03-5395-7611　https://www.ishiyaku.co.jp/